基础病理学
研究进展

JICHU BINGLIXUE
YANJIU JINZHAN

高爱社 陈 芳 主编

U0336258

上海科学技术出版社

图书在版编目（CIP）数据

基础病理学研究进展／高爱社，陈芳主编. —上海：
上海科学技术出版社，2021.3
ISBN 978 - 7 - 5478 - 5238 - 5

Ⅰ. ①基… Ⅱ. ①高… ②陈… Ⅲ. ①病理学—研究
进展 Ⅳ. ①R36

中国版本图书馆 CIP 数据核字（2021）第 028669 号

基础病理学研究进展
主编　高爱社　陈　芳

上海世纪出版（集团）有限公司
上 海 科 学 技 术 出 版 社　出版、发行
（上海钦州南路 71 路　邮政编码 200235　www.sstp.cn）
河南瑞之光印刷股份有限公司
开本 710×1010　1/16　印张 14
字数：198 千字
2021 年 3 月第 1 版　2021 年 3 月第 1 次印刷
ISBN 978 - 7 - 5478 - 5238 - 5/R · 2255
定价：49.00 元

编 委 会

前 言

　　研究生课程病理学研究进展已经开设 15 年余,对于病理学与病理生理学、中医学、中药学等多个专业的研究生在文献阅读、毕业课题设计、实验原理与技术的指导等方面有非常重要的意义。但该门课程一直缺乏系统性教材,因此我们依据前期教学实践积累,结合病理学的最新进展,编写了这本《基础病理学研究进展》。同时也顺应当前本科病理学一流课程建设的需求,将其作为五年制医学生的参考教材,进行有高阶性、创新性和挑战性的教学。

　　本教材坚持"打造精品,注重品质"的编写宗旨,结合中医药院校研究生精英教育特点,深化教学改革,以"两性一度"为标准,在注重"三基""五性"的基础上,在内容、形式等方面力求"更新、更深、更精"。全书共分为七章,包括细胞结构超微病理学、细胞损伤机制、组织细胞损伤的再生修复、细胞衰老的研究进展、炎症、肿瘤分子病理学和常用病理学技术。每章节内容均从基本病理学理论入手,逐步深入到近年来相关领域的研究进展,并将人文素质与医德教育融入其中,助力培养新时代下既精通医学知识又具有家国情怀和全球化视野的基础医学拔尖人才。本书具有一定的思想性、科学性、先进性、启发性和适用性,符合中医药院校研究生病理教学优质课程和本科生病理教学的特点。

　　本教材邀请了活跃在各研究领域的专家学者,集合各个领域基础病理学的前沿进展编写而成。希望本教材对研究生能起到拓宽视野、启迪思维的作用,帮助研究生合理阅读文献并更好地选择和设计自己的研究课题。

　　本教材的编写得到了河南中医药大学、天津中医药大学和云南中医药大学等院校相关专家的大力支持和指导,在此,对有关单位和个人表示衷心的感谢! 同时衷心希望各位同仁在教学使用中及在探索课程体系、课程标准和教材建设与改革的进程中,及时提出宝贵意见或建议,以便再版时修正。

目　录

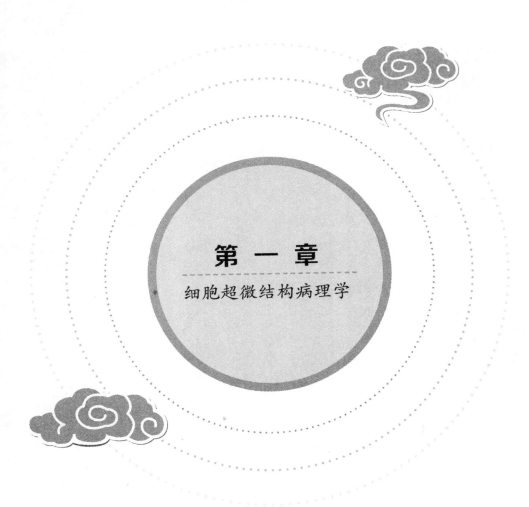

第 一 章

细胞超微结构病理学

第一节　细胞超微结构及其常见病理学改变

早在 19 世纪,Virchow 通过观察和分析细胞的微观结构,建立了结构与功能相结合的研究方法,扩大和加深了对疾病的理解,提出了细胞病理学说。20 世纪以来,随着电子显微学和分子生物学技术的迅猛发展,在亚显微水平或分子水平上观察研究病理状态下细胞的超微结构变化,揭示疾病的发生机制及疾病的发生、发展和转化的规律的超微结构病理学(ultrastructural pathology,简称超微病理学)逐渐发展成熟。超微病理学的出现,标志着医学已经从细胞水平研究和认识疾病的细胞病理学时代发展到从亚细胞水平、分子水平认识和研究疾病的全新时代。

细胞是一个由细胞膜封闭的基本生命单元,内含一系列明确无误的互相分隔的反应腔室,这就是以细胞膜为界限的各种细胞器,是细胞代谢和细胞活力的形态支柱。细胞内的这种严格分隔保证了各种细胞器分别进行着无数的生化反应,行使各自的独特功能,维持着细胞和机体的生命活动。细胞器的改变是各种病变的基本组成部分。

一、细胞核

细胞核(nucleus)是遗传信息的载体、细胞的调节中心,其形态随细胞所处的周期阶段而异,通常以间期核为准。

细胞核外有核被膜(简称核膜)。核膜由内外两层各厚约 3 nm 的单位膜构成,中间为 15 ~ 30 nm 宽的间隙(核周隙)。核膜上有直径约 50 nm 的微孔,作为核内容物与细胞质(简称胞质)间交通的孔道,其数量因细胞类型和功能而异,多者可占全核表面积的 25%。在肝细胞核内,据估算约有 2 000 个核孔(图 1 - 1)。

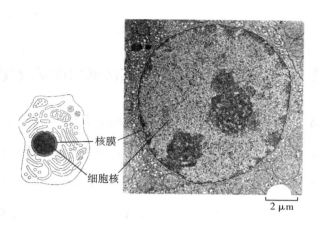

核膜

细胞核

2 μm

图 1 - 1　细胞核的超微结构

核浆主要由染色质构成,其主要成分为脱氧核糖核酸(DNA),并以与蛋白质相结合的形式存在,后者由组蛋白与非组蛋白组成。染色质的 DNA 现在已可用多种方法加以鉴定和定量测定。

核内较粗大浓缩的用碱性染料深染的团块状染色质为异染色质,呈细颗粒状弥散分布的用普通染色法几乎不着色的染色质则为常染色质。一部分异染色质也可能以上述两种状态存在。从生化角度看,异染色质不具有遗传活性;相反,常染色质则大部分具有遗传活性。

间期核的染色质模式还反映细胞的功能状态。一般而言,大而淡染的核(浓缩染色质少)提示细胞活性(如蛋白质和酶的合成)较高,小而深染的核(浓缩染色质较多)则提示细胞活性有限或降低。

(一)核大小的改变

核的大小通常反映着核的功能活性状态,功能旺盛时核增大,核浆淡染,核仁也相应增大和(或)增多。如果这种状态持续较久,则可出现多倍体核或形成多核巨细胞。多倍体核在正常情况下亦可见于某些功能旺盛的细胞,如肝细胞中约20%为多倍体核。在病理状态下,如晚期肝炎及实验性肝癌前期等均可见多倍体的肝细胞明显增多。核的增大除见于功能旺盛外,也可见于细胞受损时,最常见的情况为细胞水肿。这主要是细胞能量匮乏或毒性损伤所致,是核膜钠 – 钾泵(简称钠泵)衰竭导致水和电解质运输障碍的结果,这种核肿大又称为变性性核肿大。相反,当细胞功能下降或细胞受损时,核的体积则变小,染色质变致密,与此同时核仁也缩小,如器官萎缩时。

(二)核形的改变

光学显微镜下,各种细胞大多具有各自形状独特的核,可为圆形、椭圆形、梭形、杆形、肾形、印戒形、空洞形及奇形怪状的不规则形等。在电镜下由于切片极薄,切面可以多种多样,但均非核的全貌。核的多形性和深染多见于恶性肿瘤细胞,称为核的异型性(atypia)。

(三)核结构的改变

细胞在损伤及衰亡过程中的重要表征之一是核的改变,主要表现为核膜和染色质的改变。

1. 核浓缩(karyopyknosis)

染色质在核浆内聚集成致密浓染的大小不等的团块状,继而整个细胞核收缩变小,最后仅留下一个致密的团块,即核浓缩。这种浓缩的核最后还可崩解为若干碎片(继发性核碎裂)而逐渐消失。

2. 核碎裂(karyorrhexis)

染色质逐渐边集于核膜内层,形成较大的高电子密度的染色质团块。核膜起初尚保持完整,以后会在多处发生断裂,核逐渐变小,最后裂解为若干致密浓染的碎片。

3. 核溶解(karyolysis)

变致密的结成块状的染色质最后完全溶解消失,即核溶解。核溶解也可不经过核浓缩或核碎裂而一开始即独立进行。在这种情况下,受损的核很早就消失。

上述染色质边集(即光学显微镜下所谓的核膜浓染)、核浓缩、核碎裂、核溶解等核的结构改变是核和细胞不可复性损伤的标志,提示活体内细胞死亡(坏死)。

(四)核内包含物

在某些细胞损伤时可见核内出现各种不同的包含物(intranuclear inclusions),可为胞质成分(线粒体、内质网断片、溶酶体、糖原颗粒、脂滴等),亦可为非细胞本身的异物,但最常见的还是前者。这种胞质性包含物可在两种情况下出现:①胞质成分隔着核膜向核内膨突,以致在一定的切面上看来,似乎胞质成分已进入核内,但实际上大多仍可见其周围有核膜包绕,其中的胞质成分常呈变性性改变(如髓鞘样结构、膜碎裂等),这种包含物称为胞质性假包含物;②在有丝分裂末期,某些胞质结构被封入形成中的子细胞核内,以后出现于子细胞核中,称为真性胞质性包含物。非胞质性(异物性)核内包含物的种类繁多,性质各异。在真性糖尿病时,肝细胞核内可有较多糖原沉积。在常规切片制作过程中,糖原被溶解,核内出现或大或小的空洞(糖尿病性空洞核)。在铅、铋、金等重金属中毒时,核内亦可出现丝状或颗粒状真性包含物,其中有时含有相应的重金属(如铅中毒时)。此外,在某些病毒性疾病如 DNA 病毒感染时,在电镜下可见核内病毒颗粒,如聚积成较大集团(如巨细胞病毒病),则在光学显微镜下可见,表现为较大的核内包含物。

(五)核仁的改变

核仁(nucleolus)由围绕在核仁组织区周围的蛋白质、DNA 和核糖核酸(RNA)共同组成,核仁是真核细胞生物核糖体的发生场所之一。电镜下的核仁主要由线团状或网状电子致密的核仁丝(nucleolonema)和网孔中无结构的低电子密度的无定形部(pars amorpha)组成。核仁无界膜,直接悬浮于核浆内。形态学和生物学上的核仁由 3 种不同的成分构成:①原纤维状成分,内含蛋白质及与其相结合的 45S-rRNA;②细颗粒状成分,主要由 12S-rRNA 构成,为核仁的嗜碱性成分;③细丝状成分,仅由来自细胞质的蛋白质构成,穿插于整个核仁内。3 种核仁成分的空间排列状态可反映细胞的蛋白质合成活性。①壳状核仁:原纤维状成分集中位于核仁中央,细颗粒状成分呈壳状包绕于外层。这种细胞的合成活性甚低。②海绵状核仁:这种核仁的原纤维状与细颗粒状成分呈海绵状(或线团状)排列。这种细胞的合成活性升高,大多数所谓的"工作核"具有这种核仁。③高颗粒性核仁:由海绵状核仁转化而成,原纤维状成分几乎消失,核仁主要由颗粒状成分构成,故组织学上呈强嗜碱性,细胞的合成活性旺盛。这种核仁常见于炎症和肿瘤细胞。④低颗粒性核仁:与上述高颗粒性核仁相反,这种核仁的细颗粒状成分锐减,故电镜下原纤维状成分显得突出,电子密度较低。这种核仁常见于再生时,因此时细颗粒成分(rRNA)过多地被细胞质所利用。⑤分离性核仁:超微结构上 3 种核仁成分清楚地互相分离,原纤维状和细颗粒状成分减少。这种核仁变小,无活性,常见于核仁转录过程被抗生素、细胞抑制剂、缺氧、中毒等所完全阻断时。

由此可见,核仁的大小和(或)数量的多少常反映细胞的功能活性状态,大和(或)多的核仁是细胞功能活性高的表现,反之则细胞功能活性低。

二、细胞膜

细胞膜(cell membrane),又称原生质膜(plasma membrane),为细胞结构中分隔细胞内、外不同介质和组成成分的弹性薄膜,厚 8~10 nm。目前普遍认为细胞膜由磷脂质双层分子作为基本单位重复而成,即磷脂双分子层,其上镶嵌有各种类型的膜蛋白及与膜蛋白结合的糖和糖脂。在流动镶嵌模型学说中,膜中的磷脂质分子以双层排列,构成了膜的网架,是膜的基质。磷脂质分子为双性分子,分为亲水头端和疏水尾端,双层磷脂质分子之头端皆朝向水相,疏水尾端则两两相接埋于膜内。而使磷脂质双层分子之亲水头端的内层(面对细胞质之面)与外层(面对外界之面)之结构不对称原因,主要在于磷脂质双层分子两亲水头端的化学组成不同。膜的另一种主要成分是蛋白质,蛋白质分子有的嵌插在脂双层网架中,有的则黏附在脂双层的表面上。根据在膜上存在位置的不同,膜蛋白可分为两类,一是通过强疏水或亲水作用同膜脂牢固结合不易分开的,称为整合蛋白(integral protein)或膜内在蛋白;二是附着在膜的表层,与膜结合比较疏松容易分离的,称为膜周边蛋白(peripheral protein)或外在蛋白。

细胞膜是细胞与周围环境和细胞与细胞间进行物质交换、信息传递的重要通道。细胞膜通过其上的孔隙和跨膜蛋白的某些性质,达到有选择性的、可调控物质的运输作用,对于细胞的生命活动和功能具有十分重要的意义(图1-2)。

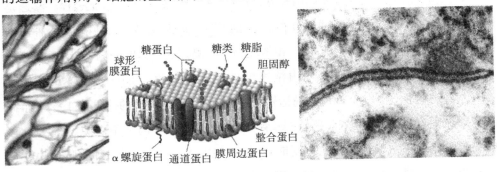

图1-2 质膜的超微结构

细胞膜在许多特定场合可向外形成大量的纤细突起（微绒毛、纤毛），或向内形成各种形式的内褶，以利于其功能活动。侧面则特化为细胞连接。相邻细胞的细胞膜之间连接包括闭锁小带（紧密连接）、附着小带（中间连接）、桥粒和缝隙（管）连接等各种特化结构，以保持细胞间的联系。此外，新近还发现，在相邻细胞膜上有"黏附分子（如钙黏蛋白）"，对细胞正常结构和联系及细胞极性的维持和细胞的分化等，均具有重要作用（图1-3）。细胞膜除作为细胞的机械性和化学性屏障外，还具有一系列重要的功能诸如细胞内外的物质交换、细胞运动、细胞识别及细胞的生长调控、免疫决定和各种表面受体形成等。

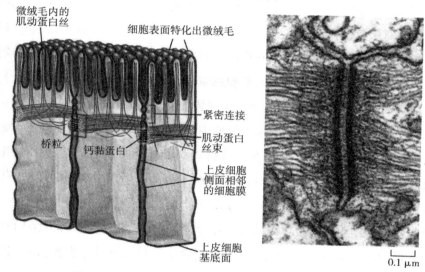

图 1-3 上皮细胞侧面的特化结构和桥粒的超微结构

（一）细胞膜的功能

1. 物质交换功能

细胞内外的物质交换主要以两种方式进行，一为渗透，二为出入胞过程。渗透是指低分子物质（主要为水和电解质）通过细胞膜进出细胞，又可分两种情况：一种是按该物质在细胞内外环境中的浓度差，由浓度高的一侧弥散到低的一侧（被动运输）。

另一种则逆浓度差进行，即由浓度低的一侧向浓度高的一侧输送（主动运输），其经典的例子即 Na^+ 和 K^+ 的运输（在细胞内 Na^+ 和 K^+ 的比例为 1:20，而在细胞外隙则为 30:1），即依靠所谓"钠泵"的作用将 Na^+ 移向细胞外隙，而使 K^+ 移向细胞内。这种主动运输是一个耗能的过程，并由 Na^+ 和 K^+ 激活细胞膜上的腺苷三磷酸（ATP）酶分解 ATP 而提供所需的能量。因此，如果 ATP 酶受到某些毒物的抑制,则这种主动运输过程也同样受到阻抑。除 Na$^+$ 和 K$^+$ 外,其他一些有机物质如葡萄糖、氨基酸及一些低分子代谢产物也是经这样的过程运输的。

第二种物质运输方式为出入胞过程。较大的分子和颗粒不能经渗透过程通过细胞膜,于是借出、入胞过程将细胞内物质运送到细胞外和将细胞外物质移入细胞内,前者称为出胞(exocytosis),后者称为入胞(endocytosis)。进入细胞的若为液态物质则称为胞饮或吞饮(pinocytosis),若为固体颗粒(如细菌、尘粒等异物)则称为吞噬(phagocytosis)。在吞饮过程中,被吞饮的物质先接触并附着于细胞膜上,然后该处细胞膜连同该物质内凹,继而从细胞膜上断离下来,在胞质内形成有膜包绕的小泡(吞饮小泡);吞噬过程与吞饮相似,稍不同的是,被吞噬物附着于细胞膜上后,细胞膜乃形成伪足样突起,将该物质环抱,最后封闭成有膜包绕的泡状结构,从而将该物质移入胞质内(吞噬泡或吞噬体)。细胞自身的成分如蛋白质分子、糖原颗粒、衰变的或受损而待处理的细胞器等,亦可被膜包绕而形成自噬泡(autophagic vacuoles)或自噬体(autophagosome)。胞饮泡或吞噬泡一般在胞质内与溶酶体相结合,并被溶酶体酶所降解消化。但胞饮泡也可不经处理而穿过胞质,最后从细胞的另一极重新移出细胞外。

2. 识别功能

细胞膜上还有特殊的识别区,是结合在糖萼上,借此细胞可相互识别,从而相互接近形成一定的细胞组合,或相互排斥而分离。同样,通过识别区,增生中的细胞在互相接触时就会停止分裂(接触抑制),而癌细胞则已失去这种表面功能,故可不受限制地增生。此外,细胞膜上还有一种膜抗原可以识别"自我"和"非我"(组织相容性抗原)。这种膜抗原在器官移植中具有重要意义,因为它可致敏受体,从而引起对移植物的排斥反应。细胞上还有一些特异性区域带着特殊的化学簇,可以接受相应的化学信号,称为膜受体或表面受体,但从形态学上不能辨认。这种膜受体具有十分重要的意义,因为已知许多物质如激素、免疫球蛋白、药物、毒素及感染因子等都是作为外来信号被受体接受后才转化为细胞内效应而发挥其作用。如果封闭其受体,则亦同时消除其作用。

(二)细胞膜的病变

1. 细胞膜形态结构的改变

机械力的作用或细胞强烈变形,可引起红细胞膜的破损,如人工心瓣膜可引起细胞膜的破裂;某些脂溶性阴离子物质、溶蛋白、溶脂性酶及毒素等也能破坏细胞膜的完整性。细胞膜结构的损伤可导致细胞内容物的外溢或水分进入细胞使细胞肿胀。

2. 细胞膜通透性的改变

能量代谢不足(如缺氧时)或毒物的直接损害等所致各种不同的细胞损伤时,均可造成细胞主动运输的障碍,从而导致细胞内 Na^+ 的潴留和 K^+ 的排出,但 Na^+ 的潴留多于 K^+ 的排出,会使细胞内渗透压升高,水分因而进入细胞,引起细胞水肿。

这种单纯的通透性障碍时并不会见到细胞膜的形态学改变,只有借助细胞化学方法才可在电镜下检见细胞膜上某些酶(如 ATP 酶、碱性磷酸酶、核苷酸酶等)活性的改变。当然,若损伤或水肿严重,则亦可发生继发性形态改变如出现胞质膨出、微绒毛变短甚至消失、细胞膜基底变平乃至细胞膜破裂等。在某些较严重的损伤时还可出现细胞膜的螺旋状或同心圆层状卷曲,形成典型的髓鞘样结构(myelin figure)。

三、细胞质、各种细胞器、基质及其内含物

细胞器的超微结构有内质网、线粒体、高尔基体、溶酶体、细胞骨架、基质及其内含物等(图 1 – 4)。

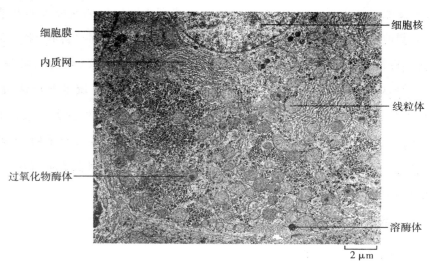

图 1 – 4　细胞器的超微结构

（一）内质网

内质网（endoplasmic reticulum，ER）是在真核生物细胞中由膜围成的隧道系统，为细胞中的重要细胞器。实际上内质网是膜被折叠成一个扁囊或细管状构造，可分为粗面内质网（rough endoplasmic reticulum，RER）和光面内质网（smooth endoplasmic reticulum，SER）两种。

内质网联系了细胞核、细胞质和细胞膜这几大细胞构造。它内与细胞核（核膜外膜）相连，外与细胞膜相接，使之成为透过膜连接的一个整体。内质网负责物质从细胞核到细胞质、细胞膜及细胞外的转运过程。因为细胞内质网膜与细胞核外膜是相连的，因此内质网空腔与核周腔（perinuclear space）是共通的，且细胞可以靠内质网的膜来快速调节细胞核的大小。粗面内质网上附着有大量核糖体，合成膜蛋白和分泌蛋白。光面内质网上无核糖体，为细胞内外糖类和脂类的合成和转运场所（图 1 - 5、图 1 - 6）。

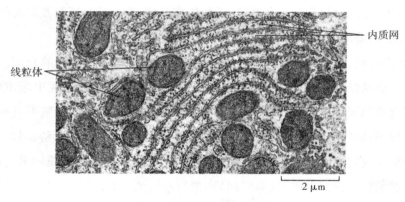

图 1 - 5　内质网的超微结构

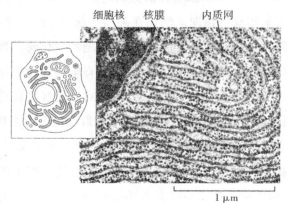

图 1 - 6　内质网的相对位置图

1. 粗面内质网

在病理状态下,粗面内质网(RER)可发生量和形态的改变,在蛋白质合成和分泌活性高的细胞(如浆细胞、胰腺腺泡细胞、肝细胞等)及细胞再生和病毒感染时,粗面内质网增多。粗面内质网的含量高低也常反映肿瘤细胞的蛋白质合成功能的状态,并在一定程度上反映了肿瘤细胞的分化程度。如恶性程度较高的骨肉瘤细胞中,粗面内质网十分发达。当细胞受损时,粗面内质网上的核蛋白体往往脱落于胞质内,粗面内质网的蛋白质合成会下降或消失;当损伤恢复时,其蛋白合成也随之恢复。在由各种原因引起的细胞变性和坏死过程中,粗面内质网的池一般出现扩张,较轻的和局限性的扩张只在电镜下可见,重度扩张时则在光学显微镜下可表现为空泡形成,电镜下有时可见其中含有中等电子密度的絮状物。在较强的扩张时,粗面内质网同时互相离散,膜上的颗粒呈不同程度的脱失,进而内质网本身可断裂成大小不等的片段和大小泡。这些改变大多见于细胞水肿时,故病变不仅见于内质网,也同时累及高尔基腱器、线粒体和基质,有时甚至还累及溶酶体。

2. 光面内质网

光面内质网(又称滑面内质网)的功能多种多样,即参与糖原的合成,又能合成磷脂、糖脂及糖蛋白中的糖成分,此外还在类固醇化合物的合成中起重要的作用,故在合成类固醇激素的细胞中特别丰富。光面内质网中含有脱甲基酶、脱羧酶、脱氨酶、葡糖醛酸酶及混合功能氧化酶等,因而光面内质网能分解甾体、灭活药物和毒物,并使它们能被排除(如肝细胞)。肠上皮细胞的光面内质网参与脂肪的运输,心肌细胞的光面内质网(肌质网)则参与心肌的刺激传导。

在生理状态下,随着细胞功能的升降,光面内质网(SER)的数量也呈现相应的改变,但亦可出现完全相反的情况。例如在某些疾病(如胆汁淤积)时,从形态结构上看,肝细胞光面内质网显著增生,但其混合功能的氧化酶活性反而下降,这实际上是细胞衰竭的表现。肝细胞的光面内质网具有生物转化作用,能对一些低分子物质如药物、毒品、毒物等进行转化解毒,并将间接胆红素转化为直接胆红素。巴比妥类、毒品、酒等容易形成物质依赖者,可导致肝细胞光面内质网的增生,长期服用口服避孕药、安眠药、抗糖尿病药等也能导致同样后果。某些肿瘤细胞也可见增生扩张的滑面内质网,如在垂体前叶(腺垂体)嗜酸细胞腺瘤的瘤细胞内,就可见大量扩张的滑面内质网。在乙型肝炎表面抗原(HBsAg)阳性时,肝细胞内光面内质网明显增生,在其管道内形成 HBsAg。由于光面内质网的大量增生,这种肝细胞在光学显微镜下呈毛玻璃外观,故有"毛玻璃细胞"之称,并可为地衣红(orcein)着染。在细胞损伤时光面内质网也可出现小管裂解为小泡或扩大为大泡状。在药物及某些芳香族化合物(主要为致癌剂)的影响下,光面内质网有时可在胞质内形成葱皮样层状结构,即"副核",可能造成细胞的适应性反应(结构较松)或为变性改变(结构致密)。

(二)线粒体

线粒体(mitochondrion)是细胞内主要的能量形成所在,在生理上和病理上都具有十分重要的意义。

线粒体为线状、长杆状、卵圆形或圆形小体,外包被双层界膜。外界膜平滑,内界膜则折成长短不等的嵴并附有基粒。内外界膜之间为线粒体的外室,与嵴内隙相连,内界膜内侧为内室(基质室)。在合成甾类激素的内分泌细胞(如肾上腺皮质细胞、卵巢滤泡细胞、睾丸的 Leydig 细胞等)内,线粒体嵴呈小管状。内外界膜的通透性不同,外界膜的通透性高,可容许多种物质通过,而内界膜则构成明显的通透屏障,使一些物质如蔗糖和还原型烟酰胺腺嘌呤二核苷酸(NADH,又称还原型辅酶 I)全然不能通过,而其他物质如 Na^+ 和 Ca^{2+} 等也只有借助主动运输才能通过。线粒体的基质含有电子致密的无结构颗粒(基质颗粒),与二价阳离子如 Ca^{2+} 及 Mg^{2+} 具有高度亲和力,基质中进行着 β 氧化、氧化脱羧、枸橼酸循环及尿素循环等过程。在线粒体的外界膜内含有单胺氧化酶及糖和脂质代谢的各种转移酶,在内界膜上则为呼吸链和氧化磷酸化的酶类(图 1-7)。

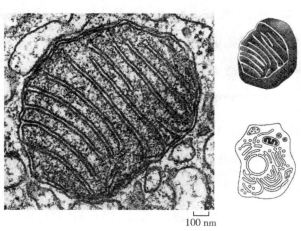

100 nm

图 1-7 线粒体的超微结构

线粒体是对各种损伤最为敏感的细胞器。在细胞损伤时最常见的病理改变可概括为线粒体数量、大小和结构的改变。

1. 数量的改变

线粒体的平均寿命约为 10 天,衰亡的线粒体可通过保留的线粒体直接分裂予以补充。在病理状态下,线粒体的增生实际上是对慢性非特异性细胞损伤的适应性反应或是细胞功能升高的表现。例如,心瓣膜病时的心肌线粒体、周围血液循环障碍伴间歇性跛行时的骨骼肌线粒体的增生现象。线粒体的增生也可见于某些肿瘤组织,如甲状腺、肾、脑垂体等处发生的嗜酸性腺瘤(oncocytoma),瘤细胞内可见大量线粒体。

线粒体数量减少则常见于急性细胞损伤时线粒体崩解或自溶的情况,持续约15 分钟。慢性损伤时由于线粒体逐渐增生,故一般不见线粒体减少(甚至反而增多)。此外线粒体的减少也是细胞未成熟或去分化的表现。

2. 大小的改变

细胞损伤时最常见的改变为线粒体肿大。根据线粒体的受累部位可分为基质型肿胀和嵴型肿胀两种类型,尤以前者为常见。基质型肿胀则线粒体变大变圆,基质变浅,嵴变短、变少甚至消失。在极度肿胀时,线粒体可转化为小空泡状结构。此类型肿胀为细胞水肿的部分改变,光学显微镜下所谓的肿胀细胞中所见的细颗粒即肿大的线粒体。嵴型肿胀较少见,此时的肿胀局限于嵴内隙,使扁平的嵴变成烧瓶状乃至空泡状,而基质则更显得致密。嵴型肿胀一般为可复性,但当膜的损伤加重时,可经过混合型而过渡为基质型。线粒体是对损伤极为敏感的细胞器,其肿胀可由多种损伤因子引起,其中最常见的为缺氧,此外微生物毒素、各种毒物、射线及渗透压改变等亦可引起。但轻度肿大有时可能为其功能升高的表现,较明显的肿胀则一直为细胞受损的表现。但只要损伤不过重,损伤因子的作用不过长,肿胀仍可恢复。线粒体的增大有时是器官功能负荷增加引起的适应性肥大,此时线粒体的数量也常增多,常见于器官肥大时。反之,器官萎缩时,线粒体则缩小、变少。在某些病理条件下,其体积也可增大。

3.结构的改变

线粒体嵴是能量代谢的明显指征,但嵴的增多未必伴有呼吸链酶的增加。嵴的膜和酶等比增多反映细胞的功能负荷加重,为一种适应状态的表现;反之,如嵴的膜和酶的增多不等比,则是胞质适应功能障碍的表现,此时细胞功能并不升高。在急性细胞损伤时(大多为中毒或缺氧),线粒体的嵴破坏现象较为多见;慢性亚致死性细胞损伤或营养缺乏时,线粒体的蛋白质合成受障,以致线粒体几乎不再能形成新的嵴。根据细胞损伤的种类和性质,可在线粒体基质或嵴内形成病理性内含物(或称夹杂物)。这些内含物有的可呈现出晶体样结构(crystalloid inclusions),如在线粒体性肌病或进行性肌营养不良时可见到线粒体内有晶体样内含物;而有的则呈无定形的电子致密物,常见于细胞趋于坏死时,是线粒体成分崩解的产物(脂质和蛋白质),这些变化被视为线粒体不可复性损伤的表现。线粒体损伤的另一种常见改变为髓鞘样(或洋葱切面样)层状结构的形成,这是线粒体膜损伤的结果。衰亡或受损的线粒体,最终由细胞的自噬过程加以处理并最后被溶酶体酶所降解消化。

(三)高尔基体

高尔基体(Golgi apparatus)存在于一切有核细胞,来自核膜外层,由数列弯曲成蹄铁状的扁平囊组成,在横切面上表现为光面双膜,其末端膨大成烧瓶状。高尔基体面向核的一面称为形成面,由许多与粗面内质网池相连的小泡构成。另一面称为成熟面,由此断下一些较大的泡,内含分泌物。由粗面内质网合成的蛋白质输送到此,经加工装配形成分泌颗粒,分泌到细胞外,如肝细胞合成的白蛋白和脂蛋白即按此方式形成和输出。

此外,细胞本身的酶蛋白如溶酶体的水解酶类也是这样,但不装配成分泌颗粒,不排出细胞外,而是以高尔基小泡的形式(初级溶酶体、前溶酶体)输送到各种吞噬体中。高尔基体在形成含糖蛋白的分泌物、构成细胞膜及糖萼、形成结缔组织基质中均起着重要的作用(图1-8)。

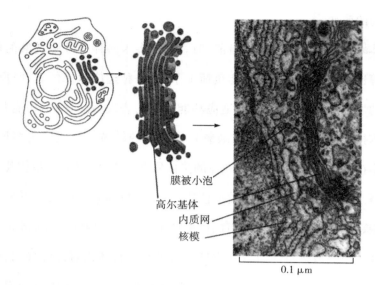

膜被小泡
高尔基体
内质网
核膜

0.1 μm

图 1-8　高尔基体的超微结构

高尔基体的病变包括高尔基体肥大、高尔基体萎缩和高尔基体扩张 3 种。

1. 高尔基体肥大

高尔基体肥大见于细胞的分泌物和酶的产生旺盛时。巨噬细胞在吞噬活动旺盛时,可形成许多吞噬体,高尔基体增多,并从其上断下许多高尔基小泡。

2. 高尔基体萎缩

在各种细胞萎缩时,可见高尔基体变小和部分消失,其中扁平囊可看不到。

3. 高尔基体扩张

高尔基体损伤时,大多出现扁平囊的扩张及扁平囊、大泡和小泡的崩解。

(四)溶酶体

溶酶体(lysosome)为细胞质内由单层脂蛋白膜包绕的内含一系列酸性水解酶的小体,形态学上只有联合运用电镜和细胞化学方法才能肯定地加以确认。但是在细胞质中有一系列来源不同的小体符合这一定义,故可将溶酶体区分为以下不同的类型。

1. 溶酶体类型

(1)初级溶酶体

除水解酶类外不含其他物质并尚未参与细胞内消化过程的溶酶体,如中性粒细胞中的嗜天青颗粒、嗜酸性粒细胞中的颗粒,以及巨噬细胞和一些其他细胞中的高尔基小泡。

（2）次级溶酶体

除溶酶体的水解酶外还含有其他外源性或内源性物质并已参与细胞内消化过程的溶酶体,即含有溶酶体酶的各种吞噬体,因而称为吞噬溶酶体（phagolysosome）,由吞噬体与初级或次级溶酶体融合而成。溶酶体是极为重要的细胞器,能参与细胞的一系列生物功能和无数的物质代谢过程。因此,其功能障碍将导致细胞的病理改变,从而在许多疾病的发病机制中具有重要意义。

2. 溶酶体的病变

（1）溶酶体的病理性贮积过程

在某些病理情况下,一些内源性或外源性物质可在溶酶体内贮积,使病酶体增大、数量增多。储存在溶酶体中的物质被溶酶体酶加以降解（消化）。但有时进入细胞的物质数量过多,超过了溶酶体的处理能力,于是在细胞内贮积。例如各种原因引起的蛋白尿时可在肾近曲小管上皮细胞中见到玻璃滴状蛋白质的贮积（所谓玻璃样小滴变性）。在电镜下可见这种玻璃样小滴是载有蛋白质的增大的溶酶体,故实质上这往往是细胞功能增强的表现,与真正的变性有所不同。一些在正常情况下可被消化的物质如糖原和黏多糖等,当溶酶体有先天性酶缺陷时,也能在溶酶体中堆积,如Ⅱ型糖原贮积病（Pompe病）。

（2）不同病理状态下溶酶体的改变

如肝豆状核变性和Fabry病等。

3. 溶酶体在细胞自溶过程中的作用

溶酶体因含有许多种水解酶,故在细胞的自溶过程中起着重要的作用。在溶酶体膜损伤及通透性升高时,水解酶逸出,引起广泛的细胞自溶,这就是活体内细胞坏死和机体死后自溶的主要过程。在此过程中,受损细胞的大分子成分被水解酶分解为小分子物质。

比细胞的广泛坏死或自溶更为重要的是溶酶体在细胞的局灶性坏死中所起的作用。此时在胞质内形成自噬泡,再与溶酶体结合形成自噬溶酶体。如水解酶不能将其中的结构彻底消化溶解,则自噬溶酶体常转化为细胞内的残存小体,如某些长寿细胞中的脂褐素。

4. 溶酶体在细胞间质损伤中的作用

当溶酶体酶释放到细胞间质中时,同样发挥酶解破坏作用。这在诸如类风湿性关节炎等炎症过程和肿瘤细胞侵入血管的过程中具有重要意义。但溶酶体酶逸出溶酶体进入细胞间隙的机制尚不十分清楚,可能由于溶酶体膜和细胞的失稳或通过出胞过程而实现的。因此,临床上可用溶酶体膜稳定剂治疗有关疾病。

(五)细胞骨架

细胞骨架是胞质中一组由纤维状结构组成的网架,具有支撑和维持细胞形态及细胞运动的功能。

迄今已知的成分有微丝、微管和中间丝 3 种。微丝粗约 6 nm,根据生化和免疫细胞化学特性证实其属于肌动蛋白(actin)细丝。微管为直径 20 ~ 26 nm 的长度不一的小管,管壁由 13 根纵列的原丝构成。中间丝的直径在微丝和微管之间(7 ~ 11 nm)故名。细胞骨架中的中间丝化学性质各异,在不同细胞由不同的蛋白质和多肽组成:在上皮细胞为前角蛋白或细胞角蛋白(cytokeratin),在间叶性细胞为波形蛋白(vimentin),在肌细胞为桥连蛋白(desmine),在神经细胞为神经丝(neurofilament),在神经胶质细胞为胶质纤维酸性蛋白(glial fibrillary acidic protein)。

由于这些不同种类、不同性质的中间丝在细胞转化为肿瘤细胞时,其化学和抗原特异性仍不改变,故可利用这种特性借助免疫细胞化学方法,对肿瘤进行分类和鉴别诊断。关于细胞骨架在细胞损伤时的改变,目前还有待研究,但早已知道秋水仙碱能抑制微管形成,引起有丝分裂障碍,通过对微管(可能还有微丝)的影响,秋水仙碱还可损害细胞膜的液态性,从而影响表面受体的功能,这在中性粒细胞就表现为吞噬功能障碍。此外,酒精中毒时的肝细胞中的玻璃小样(Mallory 小体)即由中间丝中的前角蛋白细丝堆聚而成。

(六)基质及其内含物

基质(细胞质基质)为细胞质的无结构成分,内含一系列酶、蛋白质和其他溶于其中的物质。

基质的病变如下。

1. 水、电解质的改变

基质最重要的形态改变是由于水与电解质运输障碍所致的含水量的改变,常表现为基质水肿,即基质内含水量过多,从而使细胞体积增大,基质染色变淡,电子密度下降,细胞器互相离散。此时一些细胞器如内质网和线粒体也大多同时肿胀。相反,在某些严重细胞损伤时,基质也可能出现失水,从而使胞质深染,电子密度增大,常发展为细胞固缩坏死。

2. 糖原的改变

基质内含有 2 种大小不同的糖原颗粒(α 颗粒及 β 颗粒)。在生理状态下,糖原颗粒的多少随细胞功能状态而变动。病理情况下,糖原颗粒可增多、减少,亦可从细胞内消失。

3. 脂肪的改变

正常情况下除脂肪细胞外,其他实质细胞内罕有形态上可检见的脂肪,仅在病理状态下才可见细胞内脂肪堆集。它们或以小脂滴形式位于光面内质网小泡内,或以较大脂滴游离于基质内,外无界膜包绕,后者可能为前者融合而成。此即细胞的脂肪变性。

此外,在脂质贮积病时,可见大量脂质贮积于骨骼肌细胞内,部分脂滴可互相融合。

四、细胞坏死和凋亡

生活机体的局部组织、细胞死亡后出现的形态学改变称为坏死。

坏死组织、细胞的代谢停止和功能丧失,会出现一系列特征性的形态学改变。坏死的原因多种多样,一切损伤因子,只要其作用达到一定的强度或持续一定的时间,从而使受损组织、细胞的代谢完全停止时,即引起组织、细胞的死亡(坏死)。

在多数情况下,坏死是由组织、细胞的变性逐渐发展而来的,即渐进性坏死(necrobiosis)。在此期间,只要坏死尚未发生因病因被消除,则组织、细胞的损伤仍可能恢复(可复期)。一旦组织、细胞的损伤严重,代谢紊乱,出现一系列坏死的形态学改变时,则损伤不再恢复(不可复期)。在个别情况下,由于致病因子极为强烈,坏死可迅速发生,有时甚至无明显的形态学改变。例如,将生活中的组织、细胞立即投入甲醛溶液中固定时,细胞迅速死亡,但形态上则保持完好。故单纯从形态上有时难以判断细胞是否死亡。

由于损伤因子的性质不同,引起细胞死亡的途径也各异:X 线引起 DNA 螺旋的断裂,导致细胞核信息中心的损害;四氯化碳(CCl_4)通过过氧化物阻断核蛋白合成的翻译过程;缺血阻断线粒体的呼吸链;维生素 A 中毒使溶酶体酶外逸。因而,根据不同的损伤类型,某种细胞器的病变则居于主要地位。

(一)坏死的病变

细胞坏死过程中的可复性改变与不可复性改变并无截然的界限,只有在损伤的后期,当出现明显的形态学改变时,才能在电子显微镜下判断细胞已经死亡。而在光学显微镜下,通常要在细胞死亡后若干小时之后,当自溶性改变相当明显时才能加以辨别。

1.细胞核的改变

细胞核的改变是细胞坏死的主要形态学标志,表现为核浓缩、核碎裂、核溶解。在 DNA 酶的作用下,染色质的 DNA 分解,核失去了对碱性染料的亲和力,因而染色质变淡,甚至只能见到核的轮廓。之后染色质中残余的蛋白质被溶蛋白酶所溶解,核便完全消失。这一状态约经 10 小时才能达到。

坏死细胞核的上述变化过程可因损伤因子作用的强弱和发展过程的快慢而有所不同。损伤因子的作用较弱,病变经过缓慢时(如局部缺血导致的梗死),上述核的改变可顺序发生,即先出现核浓缩,然后碎裂,最后核溶解。但若损伤因子作用强烈,经过急剧作用(如中毒),则往往先发生染色质边集,随即进入核碎裂,甚至可从正常核迅速发生核溶解。

2.细胞质的改变

坏死细胞的细胞质会出现嗜酸性染色增强,这是由于细胞质内的嗜碱性物质(如核蛋白体)减少或丢失所致;由于细胞质出现内部结构崩解,还会导致细胞质内出现颗粒状改变。由于病因的不同,有时实质细胞坏死后会导致整个细胞迅速溶解、被吸收而消失(溶解性坏死);而有时会出现单个实质细胞(如病毒感染的肝细胞)坏死后,细胞质内水分逐渐丧失,核浓缩而后消失,胞体固缩,细胞质呈强酸性染色(红染),形成嗜酸性小体(嗜酸性坏死)。

3. 间质的改变

实质细胞坏死后一段时间内,间质常无改变。后在各种溶解酶的作用下,基质崩解,胶原纤维肿胀并崩解断裂或液化,于是坏死的细胞和崩解的间质融合成一片模糊的颗粒状、无结构的红染物质。

上述坏死的形态学改变通常要在组织、细胞死亡后相当时间(数小时至 10 小时以上)内才出现。在坏死的早期阶段,不仅肉眼观难以鉴别,甚至在电子显微镜下也不能确定该组织、细胞是否死亡。临床上将这种已失去生活能力的组织称为失活组织。这种组织已不能复活,但为细菌生长繁殖提供了良好的环境。为防止感染,促进愈合,治疗中常需将其清除。

(二)坏死的类型

1. 局灶性细胞质坏死

并非任何致死性的细胞损伤均必然导致整个细胞的坏死。有时坏死仅局限于细胞质内的某一部位,称为局灶性细胞质坏死。这种坏死会在健康细胞质和坏死细胞质之间形成新的细胞分界膜,这样,各种水解酶就可经内质网系统进入其中,将坏死结构加以溶解消化,而不致损伤细胞的其余部分。当局灶性坏死细胞质从损伤的细胞中消失时,会留下了"虫蚀"样改变。

2. 凝固性坏死

坏死组织由于失水变干,蛋白质凝固而形成灰白色或黄白色坚实的凝固体,故称凝固性坏死(coagulation necrosis),特点是坏死组织的水分减少,而结构轮廓则依然较长时间地保存。凝固性坏死的发生机制仍不甚清楚,Weigert 认为是细胞质(内容物)凝固的结果,因为溶酶体酶在此不起重要作用,可能是因为组织所含溶酶体较少,或是溶酶体酶在某种程度上也受到了损伤的缘故。在细胞坏死以前,镜下可见到细胞质内容物的运动过程加强,如线粒体的轻度位移、细胞膜波浪状活动和内质网的伪足样突起形成,以及细胞核的自旋等。

凝固性坏死的形态学表现为凝固性坏死灶在开始阶段,由于周围组织液的进入而明显肿胀,透明度降低,组织纹理变模糊。而后组织的强度逐渐增加,状如煮熟,呈土黄色。这些改变最早要在细胞死亡开始后 6～8 小时以后才能见到。坏死灶的周围形成一圈暗红色缘(出血边带),与健康组织分界。镜下,在较早期可见坏死组织的细胞结构消失,但组织结构的轮廓依然保存。例如肾的贫血性梗死初期,虽然细胞已呈坏死改变,但肾小球、肾小管等结构的轮廓仍可辨认。

(三)凋亡

细胞凋亡(apoptosis 的概念来自希腊语,细胞凋亡,"脱落")是多细胞生物细胞程序性死亡的一种形式,是多种体内、外因素导致的特征性细胞变化(形态)和死亡。这些变化包括起泡、细胞收缩、核片段化、染色质浓缩、染色体 DNA 片段化及整体 mRNA 衰减。由于细胞凋亡成人每天平均损失细胞 500 亿～700 亿,而对于 8～14 岁的普通人类儿童,每天有 200 亿～300 亿个细胞死亡。与由急性细胞损伤导致的创伤性细胞死亡相反,细胞凋亡是高度受控的过程,在生物体的生命周期中具有优势。例如,由于手指之间的细胞会发生凋亡,因此在发育中的人类胚胎中会发生手指和足趾的分离。与坏死不同,凋亡会产生凋亡小体的细胞碎片,吞噬细胞能够吞噬并清除细胞内的内容物,然后溢出到周围的细胞上并对其造成损害。

因为凋亡一旦开始就无法停止,所以它是一个高度调控的过程。凋亡可以通过两种途径来引发,一是在内在途径的细胞杀死本身,因为它检测细胞应激;二是在外部途径的细胞杀死,因为来自其他小区的信号本身。外部信号弱也可能激活细胞凋亡的内在途径。两种途径都通过激活 Caspases 来诱导细胞死亡,Caspases 是蛋白酶或降解蛋白质的酶。这两个途径都激活启动子 Caspases,通过不加选择地降解蛋白质使细胞发生死亡。

自 1990 年年初以来,有关细胞凋亡的研究已大大增加,除了其作为生物学现象的重要性外,凋亡过程的缺陷还与多种疾病有关。过量的细胞凋亡导致萎缩,而少量的细胞凋亡导致不受控制的细胞增殖,如癌症。Fas 受体和 Caspases 等一些因素促进细胞凋亡,而 Bcl-2 家族的某些蛋白质则抑制细胞凋亡。

凋亡的发生一般认为分为 3 个步骤(图 1 - 9)。

1. 膜形成"芽泡"

最初,细胞膜表面形成较小的表面气泡,而后小气泡可以成长为更大的所谓"动态膜泡"。凋亡细胞膜起泡的重要调节剂是 ROCK1(rho 相关的含卷曲螺旋蛋白激酶1)。

2. 膜突起的形成

在特定条件下,某些类型的细胞可能会形成不同类型的细胞膜,长而细的延伸,称为膜突起。已经描述了 3 种类型:微管尖峰、细胞凋亡(死亡足)和珠状细胞凋亡(后者具有串珠状外观)。Pannexin1 是细胞膜通道的重要组成部分,参与了细胞凋亡和串珠状细胞凋亡的形成。

3. 细胞碎片化

细胞分裂成为有多个囊泡凋亡小体,后者可被吞噬。质膜突起可帮助凋亡小体更靠近吞噬细胞。

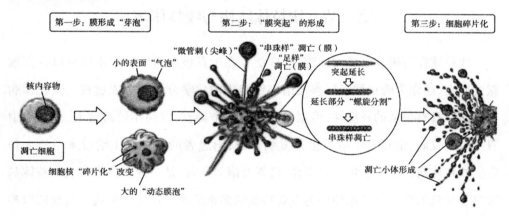

图 1 - 9　细胞凋亡过程模式图

一般认为凋亡的形态学变化如下。

凋亡开始的特征是细胞和细胞核的收缩,核染色质凝结成边缘清晰的紧贴核膜的团块,而后细胞核逐渐凝结并破裂。细胞从周围组织脱离,其轮廓变得卷曲并形成延伸,术语"出芽"就是指的这个过程。在该过程中,延伸部分分离,质膜密封,形成围绕分离的固体细胞材料的分离膜。最终凋亡小体挤满了紧密堆积的细胞器和细胞核碎片,包括膜和线粒体在内的精细结构在体内被很好地保存。凋亡小体迅速被吞噬到包括巨噬细胞和实质细胞在内的邻近细胞中,这些细胞内部可以找到凋亡小体,但它们最终会降解。如果碎片化的细胞未被吞噬,它将经历类似于坏死的降解过程,称为继发性坏死。由于细胞内容物可能释放到组织中,这导致典型的"继发性坏死",会发生凋亡收缩,分解成凋亡小体和单个细胞吞噬却没有炎症参与(图1-10、图1-11)。

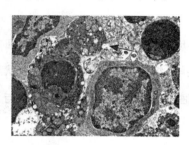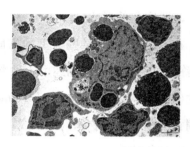

图1-10　透射电镜观察凋亡细胞的超微结构　　图1-11　透射电镜观察凋亡小体的超微结构

第二节　线粒体结构与线粒体病

线粒体作为极其重要的细胞器,广泛存在于真核细胞中。它不仅可以调控细胞的凋亡,还作为能量加工厂参与诸多细胞内的化学分解和合成过程。线粒体病在临床上具有很强的异质性,可累及单个或多个器官,发病年龄跨度大,多数在中青年时期发病,也有老年或新生儿发病情况,给患者的家庭和生活带来了极大伤害。线粒体病的临床表现十分多样,可累及诸多器官,是一种因核基因或线粒体基因突变导致的以细胞代谢障碍为主要特点的多系统并发损伤的疾病。其发病以神经系统居多,因为神经系统和骨骼肌的能量需要较其他系统更加巨大。除了表现成神经系统疾病的线粒体病较其他系统更常见外,内分泌腺、肌肉、心脏及眼睛等线粒体病也都较为常见,而胃肠道、动脉、肾脏、骨髓、骨骼、肺等较为罕见。由于近些年来第二代基因测序技术的广泛使用,大量导致线粒体病的致病基因被陆续发现。

一、线粒体的结构和功能

线粒体作为真核细胞的细胞器,拥有双层的膜结构,线粒体也因此分为基质、内膜、膜间隙、外膜四大部分。线粒体外膜厚度大约为 6 nm,其中脂质与蛋白质的含量大约各占一半。外膜参与内质网、线粒体等细胞器的调控及胞质间物质的交换。内膜和外膜间的区域为膜间隙,因为外膜之上分布着有孔蛋白所构成的通道,因此其通透性较强,也导致了胞质与膜间隙中的离子环境是几乎相同的。线粒体的内膜有两个区域,一是靠近于外膜的内边界膜,二是由内膜朝向线粒体基质折叠所形成的形状与大小各异的凹陷结构嵴。作为真核细胞重要的细胞器之一,线粒体的功能也十分重要,包括控制细胞内的钙平衡、调控细胞凋亡、合成 ATP、产生具有生物活性的氧自由基等,而其中最重要的功能就是产生能量。线粒体内膜上的 5 个复合体的正常活性是线粒体产生能量的物质基础,其中 I ~ IV 复合体可利用脂肪酸氧化、三羧酸循环及糖酵解产生 FSDH2 和还原型烟酰胺腺嘌呤二核苷酸(NADH),并将电位还原,泵入质子至膜间隙,并在线粒体的内外膜之间建立电化学的梯度,质子可顺浓度梯度扩散,而其扩散的通道便是 ATP 合酶。当质子回到基质时,电势能会被复合体 V 利用,并将磷酸化的腺苷二磷酸(ADP)转为腺苷三磷酸(ATP),产生能量。

二、线粒体病的临床表现

线粒体的发病在临床上具有很强的异质性,可累及单个或多个器官,甚至其发病的年龄跨度也较大,其发病的临床表现主要有以下几个方面。①个体发育,矮小、发育不良、低血糖、乳酸酸中毒等;②耳和眼,眼睑下垂、耳聋、眼外肌麻痹、角膜混浊或白内障、视网膜病变、视神经萎缩;③神经肌肉,肌无力、横纹肌溶解、运动耐受性降低、周围神经病;④中枢神经系统,癫痫性发作、急性脑病、肌张力障碍、肌张力低下、卒中样发作、共济失调、偏头痛、智力衰退;⑤心脏,肥厚型心肌病、扩张型心肌病、传导障碍;⑥内分泌,激素缺乏、糖尿病、腺体功能低下;⑦肝脏,肠梗阻、呕吐、胰腺功能不全、慢性腹泻、肝功能不全、肝大、肝衰竭;⑧肾脏,间质性肾炎、肾小管病变、肾病综合征;⑨血液,中性粒细胞减少症、铁粒幼细胞性贫血、血小板减少;⑩皮肤,多毛症。

三、常见线粒体病临床综合征

1. 慢性进行性眼外肌瘫痪(CPEO)

CPEO 作为最常见的线粒体病之一,可在任何年龄段发病,青少年和儿童更加多见,多为散发,亦有家族性报道。首发症状为眼睑下垂,随着时间推移缓慢发展为全眼外肌的瘫痪,双侧眼外肌对称受累,眼球运动障碍等,部分患者会出现四肢和咽肌肌无力。主要表现为慢性、进行性、双侧性的眼球运动障碍和上睑下垂,由于双侧的眼肌均受到牵累,且眼肌的麻痹极为缓慢,因此很少有复视出现。神经系统的功能障碍如痴呆、卒中样发作或癫痫样发作也较为少见。CPEO 神经系统并发症的诊断标准符合 Walker 等提出的脑疾病主要诊断指标,即存在脑肌病综合临床表现,发现线粒体 DNA(mtDNA)或核 DNA(nDNA)异常。

2. 线粒体脑肌病伴高乳酸血症和卒中样发作综合征(MELAS)

MELAS 同样是线粒体疾病中最为常见的疾病,且临床症状复杂多样。该病属于母系遗传疾病,致病的原因主要与 mtDNA AG3243 点的突变相关,约占致病基因的 80%,此外约有 10% mtDNA TC3271 突变及 5% 的 mtDNA AG3252 突变。郭章宝等以 6 位 MELAS 患者为研究对象,发现 2 位患者因 mtDNA AG3243 基因点的突变而确诊。mtDNA AG3243 突变引起线粒体翻译障碍和蛋白质合成受损,致使电子传递链的复合体亚基及线粒体相关酶合成异常。这些异常可造成细胞能量缺失,继而刺激血管平滑肌及内皮细胞增殖,最终因组织器官的血液灌注受损而致病。另外,这些异常也造成了线粒体功能失调,各组织器官因不能得到充分能量而出现功能障碍,进而出现抽搐、间断性头痛与呕吐、肌无力、运动不耐受等,并伴有轻度肌肉萎缩或卒中样发作、轻偏瘫、偏盲、失语等,还有不明显原因的眼外肌麻痹、视神经病、视网膜变性、感觉性神经性耳聋、周围神经病等临床症状。

3. 肌阵挛性癫痫伴肌肉破碎红纤维(MERRF)综合征

MERRF 综合征多在儿童期发病,主要表现为肌阵挛性癫痫、小脑性共济失调和四肢近端无力等,可伴多发性对称性脂肪瘤。MERRF 作为线粒体病较少见的亚型同样有明显家族史,以阵挛性癫痫为特征,伴有智力减退、共济失调等,同时伴有肌强直及失神发作、运动不耐受、乏力等,晚期患者可能出现精神的异常。典型MERRF 临床表现有 5 个特征,即骨骼肌的不自主阵挛、肌病伴破碎红纤维、强直性阵挛性癫痫与失神发作、小脑综合征、智力降低或痴呆。nDNA 和 mtDNA 的突变均可引发线粒体结构以及形态和功能发生异常,也因此导致机体脑和神经肌肉系统受累,由此引发线粒体的脑肌病。Dimauro 等对患有 MERRF 的儿童肌肉组织检查,发现了其线粒体的形态学畸变和呼吸链的功能缺陷,目前发现了 200 多种mtDNA 与线粒体的脑肌病有关。目前对 MERRF 的治疗仍以对症为主,可通过药物和饮食保证营养供应,还有抗自由基的疗法,如辅酶 Q10(CoQ10)、维生素 C、维生素 E、硫辛酸等。目标 mtRNA 植入和蛋白质介导线粒体传输方法等基因疗法尚在研究中。

4. Kearns-Sayre 综合征(KSS)

KSS 和 CPEO 具有较为明显的相关性,CPEO 如果合并心肌传导阻滞和视网膜色素变性即 KSS,两者均与部分 mtDNA 片段的缺失相关,其差异取决于 mtDNA 缺失的比例和部位不同。另外,mtDNA 突变时间的不同也对临床症状有影响。随着年龄的增加,mtDNA 突变慢慢积累,因此年老的 KSS 患者多数比年轻患者的病情重。研究发现,mtDNA 的突变时间可影响突变的部位及数量,还影响组织表型。研究进一步指出,多数患者 mtDNA 突变范围在 1.3 ~ 7.6 kb,其结果是丢失了部分的线粒体基因,最终导致 mtDNA 蛋白质的合成异常。

5. Leigh 综合征

该病在 1951 年由英国精神病学家 Archinbald Denis Leigh 报道,因此被称为Leigh 病。早期都认为该病的主要发病群体为婴幼儿,后来逐渐发现可见成人。病理特征多为中枢神经系统病变,包括基底节、脊髓、脑干、丘脑等灰质出现的对称性坏死病变,呈海绵样改变伴毛细血管增生。本病患者的父母多属近亲结婚,突出表现为神经精神系统损伤,发病状况也多种多样,包括步行困难、半身瘫痪、共济失调等。如果病情恶化,可呈嗜睡、木僵、肢体乏力、肌张力降低、四肢痉挛或强直性痉挛、反射消失、上睑下垂、眼肌麻痹、视力消失、视野暗点、视神经萎缩、呕吐等。

6. 线粒体神经胃肠型脑病

线粒体神经胃肠型脑病是线粒体病变中最常见的胃肠综合征,是以恶病质、胃肠道症状、肌麻痹、周围神经病为主要症状的线粒体疾病。婴儿以至老年人发病的报道屡见不鲜,但青少年发病占 60%,临床表现的症状多为胃肠运动障碍、恶病质、胃食管反流、吞咽困难、腹胀、腹泻、假性肠梗阻、餐后呕吐、恶心、眼肌麻痹、周围神经病变、白质脑病等。

7. Alpers 综合征

Alpers 综合征基因突变的位点有 E873X 和 A467T 等,A467T 突变是最常见的 *POLG* 基因突变。Alpers 综合征的治疗主要是对症治疗,其中抗癫痫的治疗属于主要治疗方案,抗癫痫药物选择除了丙戊酸钠之外,其他的抗癫痫药也可选择,不过一直以来的临床效果和报道都不佳。研究发现生酮饮食对癫痫有一定作用,可作为治疗选择。本病的病死率较高,多数由于肝功能衰竭和癫痫持续状态,特别是错误使用丙戊酸钠导致的肝衰竭,死亡率更高。早期识别对本病尤为重要,建议对不伴癫痫持续状态或难治性癫痫的患儿,尤其是发病后出现精神运动倒退者,尽早进行 *POLG* 基因检测来排除 *POLG* 的基因突变。

四、线粒体病的治疗

作为可以蔓延多个系统的线粒体疾病,其治疗往往需要多个领域的专家协同操作,全面会诊,通力合作才能解决线粒体疾病的复杂问题,其中包括心脏科、神经内科、眼科、消化内科、内分泌科、重症医学科、肾病科、儿科等科室医生,以及营养师、物理治疗师、护理人员、语言专家等。

1. 早期针对性治疗

特异性治疗对部分线粒体病有良好反应,应尽早识别并及时治疗,如通过对

CoQ10 的补充来治疗 CoQ10 合成缺陷;口服维生素 B_2 治疗核黄素缺乏症,如 FLAD1 或 ACAD9 基因缺陷;采用生物素等针对生物素酶的缺乏症,或采用大剂量联合硫胺素和生物素治疗基底神经节病;使用硫胺素治疗 PDH 缺乏症。

2. 避免或少量使用有害药物

某些药物虽然可以短暂缓解疾病,但有副作用或潜在危害,均应当避免或谨慎少量使用,如有肝毒性的丙戊酸钠、异丙酚(丙泊酚)等麻醉剂等。

3. 抗氧化治疗

呼吸链功能发生障碍时,会产生过量的活性氧集团,故氧化应激在线粒体病的发病过程中扮演至关重要的角色。因此可应用多种抗氧化剂治疗线粒体病,如艾地苯醌、CoQ10 等。作为半胱氨酸供体,N-乙酰半胱氨酸可补足谷胱甘肽,不过至今仍缺乏有效证实。

4. 治疗乳酸酸中毒

严重的乳酸血症会引起乳酸酸中毒,此时需要纠正失衡的酸碱平衡,多使用碳酸氢钠治疗。二氯乙酸可抑制 PDH 激酶,并以此途径激活其活性,同时能够减少乳酸的生成和含量,不过长期疗效尚不明确。

5. 生殖选择和预防

正因为线粒体病多具有显著的家族性,因此首先要杜绝近亲结婚,其次有家族史或线粒体病患儿的父母,或已知为线粒体基因突变的隐性携带者,可为未来的孩子做出一些选择,如产前检测、基因诊断及线粒体捐赠等。

五、总结与展望

目前,线粒体疾病的诊断已有多种手段,结合影像学检查和临床症状,积极运用多种病理活检技术和基因检测技术,我们对线粒体病的早期诊断和治疗已有长足进展。但是,我们对该病的治疗仍停留在以对症治疗为主,病因治疗仍在探索中。随着研究手段的不断丰富,科学技术的不断发展,已经有越来越多的诊疗手段和方法被逐步挖掘,期待不久的未来会取得突破性进展。

参考文献

[1]Dong Y J,Chen Z K,Hou M R,et al. Mitochondria-targeted aggregation-induced emission active near infrared fluorescent probe for real-time imaging[J]. Spectrochimica Acta Part A:Molecular and Biomolecular Spectroscopy, 2020, 224: 117456.

[2]Finsterer J, Bastovansky A. Multiorgan disorder syndrome (MODS)in an octogenarian suggests mitochondrial disorder [J]. Rev Med Chil, 2015, 143(9): 1210 – 1214.

[3] Finsterer J, Wakil S. Abnormalities of skin and cutaneous appendages in neuromuscular disorders[J]. Pediatr Neurol, 2015, 53(4): 301 – 308.

[4]Rampelt H, Zerbes R M, Van Der Laan M, et al. Role of the mitochondrial contact site and cristae organizing system in membrane architecture and dynamics[J]. Biochimi Hiophys acta Mol Cell Res, 2017, 1864(4): 737 – 746.

[5]Stoldt S, Wenzel D, Hildenbeutel M, et al. The inner-mitochondrial distribution of Oxa1 depends on the growth conditions and on the availability of substrates[J]. Mol Biol Cell, 2012, 23(12): 2292 – 2301.

[6]Wallace D K, Sprunger D T, Helveston E M, et al. Surgical management of strabismus associated with chronic progressive external ophthalmoplegia[J]. Ophthalmology, 1997, 104: 695 – 700.

[7]Hammans S R, Sweeney M G, Brockington M, et al. Mitochondrial encepholomyopathy: molecular genetic diagnosis from blood samples [J]. Lancet, 1991, 337: 1311 – 1313.

[8]Truong D D, Harding A E, Scavallini F, et al. Movement disorders in mitochondrialmyopathies: a study of nine cases with two autopsy studies [J]. Mov Disord, 1990, 5: 109 – 117.

[9]Walker U A, Collins S, Byrne E. Respiratory chain encephalomyopathies: a diagnostic classification [J]. Eur Neurol, 1996, 36: 260 – 267.

[10] Goto Y I, Tojo M, Tohyama J, et al. A novel point mutation in the mitochondria tRNAleu (UUR) gene in a family with mitochondrial myopathy[J]. Annals of Neurology, 1992, 31(6): 672 – 675.

[11] Tanji K, Kaufmann P, Naini A B, et al. A novel tRNA (Val) mitochondrial DNA mutation causing MELAS[J]. J Neurol Sci, 2008, 270 (1): 23 – 27.

[12] 郭章宝, 叶茂斌, 陈博, 等. 6 例线粒体脑肌病伴高乳酸血症和卒中样发作的临床分析[J]. 华中科技大学学报, 2013, 42(2): 207 – 211.

[13] Shoffner J M. Mitochondrial myopathy diagnosis[J]. Neurologic Clinic, 2000, 18: 105 – 123.

[14] Dimauro S, Schou E A. Mitochondrial disorders in the nervous system[J]. Anrtu Rev Neurosci, 2008, 31(1): 91 – 123.

[15] Wang T K, Cheng C K, Chi J H, et al. Effects of carbonic anhydrase – related protein VIII on human cells harbouring an A8344G mitochondrial DNA mutation[J]. Biochem, 2014, 459(1): 149 – 160.

[16] Wang G, Shimada E, Zhang J, et al. Correcting human mitochondrial mutations with targeted RNA import[J]. PNAS, 2012, 109(13): 4840 – 4845.

[17] Lópezgallardo E, Lópezpérez M J, Montoya J, et al. CPEO and KSS differ in the percentage and location of the mtDNA deletion[J]. Mitochondrion, 2009, 9(5): 314 – 317.

[18] 陈清棠, 李晓东. 线粒体脑肌病的分子遗传学研究进展[J]. 国际内科学杂志, 1994, 21(8): 323 – 326.

[19] 许二赫, 韩崇生, 张士永, 等. 成人型 Leigh 综合征的临床和病理分析[J]. 中风与神经疾病杂志, 2006, 23(5): 535 – 537.

[20] Apitos E, Parlopoulos P M, Patsouris E, et al. Subacute necrotizing encephalomyelopathy (Leigh's disease): a clinicopathologic study of ten cases[J]. Cen Diagn Pathol, 1997, 142(56): 33 – 54.

[21] Bianchi M, Rizza T, Verrigni D, et al. Novel large-range mitochondrial DNA deletions and fatal multisystemic disorder with prominent hepatopathy [J]. Biochem Biophys Res Commun, 2011, 415(2): 300 –304.

[22] De Kremer R, Paschini-Capra A, Bacman S, et al. Barth's syndrome-like disorder: a new phenotype with a maternally inherited A3243G substitution of mitochondrial DNA (MELAS mutation)[J]. Am J Med Genet, 2001, 99(2): 83 –93.

[23] Desguerre I, Hully M, Rio M, et al. Mitochondrial disorders and epilepsy [J]. Rev Neurol, 2014, 170(5): 375 –380.

[24] Hasselmann O, Blau N, Ramakers V T, et al. Cerebral folate deficiency and CNS inflammatory makers in Alpers disease [J]. Mol Genet Metab, 2010, 99 (1): 58 –61.

[25] Paleologou E, Ismayilova N, Kinali M. Use of the ketogenic diet to treat intractable epilepsy in mitochondrial disorders[J]. J Clin Med, 2017, 6(6): 56.

[26] Olsen R K, Konaríková E, Giancaspero T A, et al. Riboflavinresponsive and nonresponsive mutations in FAD synthase cause multiple Acyl-CoA dehydrogenase and combined respiratory-chain deficiency [J]. Am J Hum Genet, 2016, 98(6): 1130 –1145.

[27] Enns G M, Kinsman S L, Perlman S L, et al. Initial experience in the treatment of inherited mitochondrial disease with EPI-743 [J]. Mol Genet Metab, 2012, 105(1): 91 –102.

[28] Kanabus M, Heales S J, Rahman S. Development of pharmacological strategies for mitochondrial disorders [J]. Br J Pharmacol, 2014, 171(8): 1798 –1817.

[29] Craven L, Herbert M, Murdoch A, et al. Research into policy: a brief history of mitochondrial donation [J]. Stem Cells, 2016, 34(2): 265 –267.

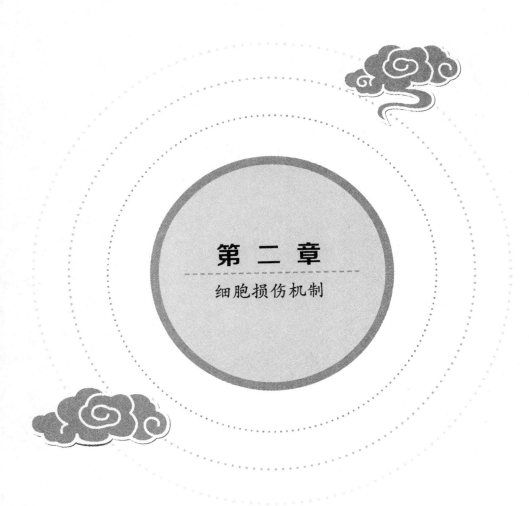

第 二 章

细胞损伤机制

第一节 常见细胞损伤机制

细胞是构成组织器官的基本单位,也是生命活动的基本单位。细胞通过不断地调整自身代谢、功能和结构,以应对细胞内外及机体内外环境的动态变化,达到新的稳态。机体在发生生理性应激或轻微病理性刺激时,细胞和组织表现为适应,若发生的病理性刺激超过了细胞和组织的适应能力,则可能引起损伤。

造成细胞损伤的原因众多,发生的分子机制也相当复杂,不同原因引起细胞损伤的机制不尽相同,并且不同机制间可相互作用,互为因果。各种原因引起细胞损伤的主要机制包括以下几种。

一、机械性破坏

机械性破坏指机械力直接损害细胞,如外科手术或事故所致的组织切割可直接破坏细胞、组织的完整性和连续性;冰冻产生冰晶可机械性使细胞内膜性结构和细胞膜穿孔。此外,细胞亦可因细胞膜内外渗透性不平衡而破裂。

二、化学损伤

化学物质引起的细胞损伤主要涉及两种机制。

1. 直接与某个(些)关键分子结合

氯化汞中毒时,汞与细胞膜和其他蛋白质的巯基结合,引起膜通透性的增高和 ATP 酶依赖膜转运的抑制。许多抗癌药物和抗生素都通过直接的细胞毒性作用而引起细胞损伤。

2. 代谢活化

绝大多数化学品本身并无生物毒性,但进入体内后在肝滑面内质网细胞色素 P450 混合功能氧化酶的作用下,转变成为具有反应毒性的代谢产物。这种代谢产物虽然部分可直接与膜蛋白和脂质进行共价结合,但最重要的机制还是经代谢所形成自由基造成的细胞损伤。如 CCl_4 造成的肝组织损伤,主要机制是因肝细胞内 P450 可将 CCl_4 转化成具有强毒性的自由基 $\cdot CCl_3$($CCl_4 + e \longrightarrow \cdot CCl_3 + Cl^-$)。局部产生的自由基可引起细胞膜磷脂内聚烯脂肪酸的自身氧化,启动脂质的氧化分解进程,自身氧化的聚烯脂肪酸和氧反应后形成有机性过氧化物(脂质过氧化),脂质的降解导致细胞质膜结构和功能被迅速破坏,所以 CCl₄ 导致的肝损伤发病迅速并十分严重。形态学上由于肝细胞不能合成脂蛋白而影响脂肪的运出,造成肝脂肪变,接着出现线粒体肿胀及进行性细胞肿胀,细胞膜破裂,钙流入和细胞死亡。

三、ATP 的耗竭

细胞内许多合成和降解过程均需要 ATP 提供能量,如跨膜转运蛋白和脂质合成,磷脂代谢过程中的脱酰基及再酰基化等。ATP 的产生主要与需氧的氧化磷酸化和无氧的糖酵解两种方式有关。低氧和化学(中毒性)损伤常伴有 ATP 消耗增多和(或)合成减少,当 ATP 减少到正常细胞的 5% ~10% 时,可对细胞具有明显的损伤效应。ATP 耗竭造成细胞损伤的主要机制如下。

1. 合成蛋白质的细胞器破坏

ATP 耗竭使细胞内合成蛋白质的细胞器遭到破坏,如粗面内质网的核糖体脱失,多聚体变成单体,蛋白质合成下降,造成线粒体和溶酶体膜出现不可逆性的破坏,最终导致细胞损伤。

2. 钠泵活性下降

ATP 耗竭时,细胞膜上依赖能量的钠泵活性下降,导致细胞内 Na⁺ 的潴留和 K⁺ 向细胞外的弥散,而 Na⁺ 的潴留导致细胞内水分增多,造成细胞水肿。

3. 细胞能量代谢改变

缺氧时,导致细胞氧化磷酸化停止,无氧糖酵解增强,产生大量乳酸,从而使细胞内 pH 降低,导致细胞内酶活性下降。

4. Ca^{2+} 超载

ATP 耗竭时,钙泵活性下降导致 Ca^{2+} 内流,引起细胞内 Ca^{2+} 超载而导致细胞损伤。

5. 蛋白质异常折叠

ATP 耗竭时可出现蛋白质异常折叠,进而可启动称为未折叠蛋白反应的细胞反应,导致细胞损伤甚至死亡。

四、线粒体损伤

线粒体是细胞以氧化磷酸化形式产生 ATP 的主要场所,也是机体内产生活性氧类(reactive oxygen species,ROS)的主要部位。各种损伤因素如缺氧、中毒等导致线粒体 ATP 生成下降或消耗增多,致使细胞钙泵功能障碍,细胞质内 Ca²⁺ 增多。一方面可激活磷脂酶 A2 和磷脂酶 C 活性,使线粒体膜的磷脂大量降解,造成膜通透性和膜电位的变化,表现为线粒体内膜高导电性通道的形成,称为线粒体渗透性移位,这样线粒体膜势能丧失,进而影响线粒体氧化磷酸化,不能产生 ATP,形成恶性循环;另一方面也可增加氧自由基的生成,进而诱导细胞核、线粒体中的蛋白质、脂质和 DNA 发生快速氧化,造成细胞损伤。线粒体损伤后,形态学上可表现为线粒体肿胀,嵴变短,稀疏甚至消失,甚至在极度肿胀时,可转化为小空泡状结构,基质内出现富含钙的无定形致密小体。此外,线粒体损伤常伴有线粒体细胞色素 C 渗透到胞质中,细胞色素 C 是电子传递链中的重要成分,可在胞质中启动凋亡途径,导致细胞凋亡(图 2 - 1)。

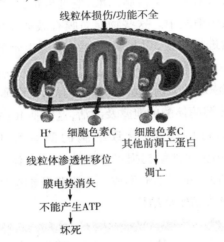

图 2 - 1　细胞损伤时线粒体的功能异常

五、膜渗透性的缺陷

各种作用如酶性溶解、缺血缺氧、活性氧类物质、细菌毒素、离子泵和离子通道的化学损伤等,都可破坏细胞膜性结构的通透性和完整性,影响细胞膜的信息和物质交换、免疫应答、细胞分裂与分化等功能。早期表现为选择性膜通透性丧失,最终导致明显的细胞膜结构损伤。细胞膜功能的严重紊乱和线粒体膜功能的丧失,是细胞不可逆性损伤的特征。造成细胞膜损伤的机制有以下 5 个方面。

1.线粒体损伤

线粒体功能失常导致包括线粒体本身所有细胞质膜的磷脂合成下降,同时胞质内钙离子浓度升高及 ATP 的耗竭,导致线粒体摄取钙增高,激活磷脂酶,造成磷脂分解。线粒体损伤后造成游离脂肪酸的增多,可形成线粒体渗透性移位,导致进行性细胞损伤。

2.膜磷酸的损失

膜磷酸的损失直接造成细胞损伤。

3.细胞骨架异常

细胞骨架细丝形成细胞膜和细胞内部的连接,钙增加可导致蛋白酶的激活,损伤细胞骨架成分,造成细胞损伤。

4.活性氧自由基增多

活性氧自由基的增多可直接造成细胞膜损伤。

5.脂质分解产物

脂质分解产物包括未酯化的游离脂肪酸、酰基卡尼汀、溶血磷脂,它们均作为脂质降解产物积聚在损伤细胞中。这些物质对膜有破坏作用,它们通过插入膜脂质双层中或者与膜磷脂进行交换,引起膜渗透性和电生理的改变,进而造成细胞损伤。

细胞膜损伤导致膜渗透的失衡,液体和离子内流,蛋白质、酶、辅酶和核酸的流失,溶酶体膜的损伤造成溶酶体酶的泄露及激活,这包括 RNA 酶、DNA 酶、蛋白酶、磷脂酶、糖苷酶和组织蛋白酶类,导致细胞的酶解性破坏,引起细胞坏死(图 2 - 2)。形态学上,细胞膜性结构损伤使细胞和线粒体、内质网等细胞器发生肿胀,细胞表面微绒毛消失,并有小泡形成。细胞膜及细胞器膜脂质变性,呈螺旋状或者同心圆状卷曲,形成髓鞘样结构。

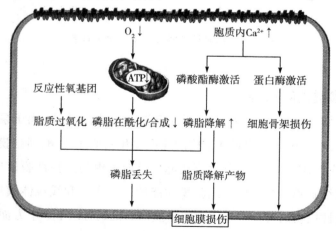

图 2 - 2　细胞损伤时细胞膜损伤

六、胞质内游离钙导致的细胞损伤

Ca^{2+}浓度过高是细胞损伤的重要因素。细胞中的磷脂、蛋白质、ATP 和 DNA 等,会被胞质内磷脂酶、蛋白酶、ATP 酶和核酸酶等降解,此过程需要游离钙的活化。在正常生理条件下,胞质内游离 Ca^{2+} 浓度相当低,仅为细胞外 Ca^{2+} 浓度 (1.3 μmol) 的 1/10 000,且绝大多数细胞内 Ca^{2+} 存在于线粒体和内质网。上述细胞内外 Ca^{2+} 浓度差的维持有赖于钙泵和 Ca^{2+} 通道。细胞缺氧、中毒时,ATP 减少, Ca^{2+} 交换蛋白直接或者间接被激活,细胞膜对 Ca^{2+} 的通透性增高, Ca^{2+} 从细胞内泵出减少, Ca^{2+} 内流净增加,加之线粒体和内质网快速释放钙,导致细胞内游离钙增多 (细胞内钙超载),胞质内 Ca^{2+} 浓度的增高可活化上述酶类导致细胞损伤,如 ATP 酶加速 ATP 的耗竭,磷脂酶导致膜损伤,蛋白酶导致膜和骨架蛋白的降解,核酸内切酶导致 DNA 和染色体的碎裂,引起组织细胞损伤。同时细胞内 Ca^{2+} 浓度过高可引起线粒体渗透性升高及诱发细胞凋亡(图 2 - 3)。

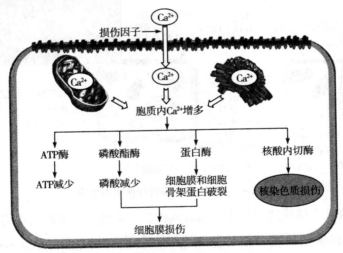

图 2 - 3　Ca^{2+} 浓度过高导致的细胞损伤

七、氧自由基的积聚

自由基(free radical)是指在外层电子轨道含有单个不配对电子的原子、原子团或者分子,主要包括超氧离子(O_2^- ·)、羟自由基(OH ·)、全羟自由基(HO_2 ·)、 CCl_3 · 自由基和不属于自由基的过氧化氢(H_2O_2),前三者称为活性氧基团

（activated oxygen species，AOS）。自由基可以是细胞正常代谢的产物，也可以是由于外源性因素产生的，如吸收的放射能可将水分解成 OH· 和 H· 自由基，外源性药物或化学物，如 CCl_4 代谢产生 $CCl_3·$。正常代谢过程中细胞使分子氧还原成水而产生能量，在此过程中可产生少量部分还原的氧分子（$O_2^-·$、H_2O_2 和 OH·），这些是线粒体呼吸过程中不可避免的产物。由于构象不稳定，自由基极易与周围分子反应释放出能量，如与细胞内的有机物或无机物反应，特别是与生物膜和核酸的关键分子反应能造成脂质、蛋白质和核酸的损伤。自由基还可以引发自身裂解反应，即与其反应的分子本身可转变成自由基，从而使细胞的损伤链进一步扩大（图 2-4）形成链式放大反应，进一步引起细胞损伤。

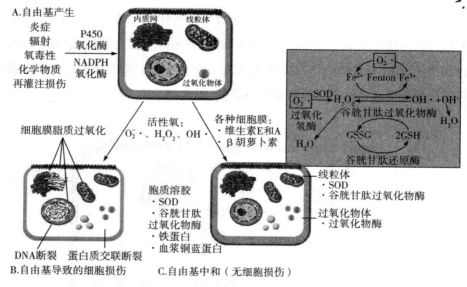

图 2-4　活性氧在细胞损伤中的作用

　　细胞本身具有清除这些物质以免造成损伤的系统。在细胞内反应期间的过渡性金属，如铁和铜释放或者接受游离电子而促进自由基形成，如 Fenton 反应中 $H_2O_2 + Fe^{2+} \longrightarrow Fe^{3+} + OH· + OH^-$。因大多数细胞内游离铁是以 Fe^{3+} 形式存在的，它必须先还原成 Fe^{2+} 才能参与 Fenton 反应。过氧化物可增强此还原过程，故过氧化物和铁均可造成细胞损伤。内皮细胞、巨噬细胞、神经元和其他细胞产生一氧化氮（NO）可作为自由基，并可转化为活性更强的 $ONOO^-$、NO_2 和 NO_3^- 而引起细胞损伤。自由基一旦形成，一方面可自发裂解而丧失作用，另一方面机体内有几个系统可消除自由基对机体的损伤。①抗氧化物可阻止自由基的产生或灭活自由基,消除自由基引起的损伤,如脂溶性维生素 E、维生素 A、抗坏血酸(维生素 C)及细胞中的谷胱甘肽。②因铁和铜可催化反应性氧自由基的形成,通过将这些离子同储存和转运蛋白(如转铁蛋白、铜蓝蛋白等)结合,可减少 OH· 的形成。③几种酶可消除或分解过氧化氢和过氧离子,如过氧化体中的过氧化氢酶可将过氧化氢变成氧和水($2H_2O_2 \longrightarrow 2H_2O + O_2$)。很多细胞中有超氧化物歧化酶,此酶可将 O_2^-· 转化为过氧化氢和氧($2O_2^- \cdot + 2H^+ \longrightarrow H_2O_2 + O_2$),其中镁过氧化物歧化酶位于线粒体,铜-锌-过氧化物歧化酶位于胞质。谷胱甘肽过氧化酶(GSH)通过分解自由基而保护细胞免受损伤,其反应式为 $H_2O_2 + 2GSH \longrightarrow GSSG$(谷胱甘肽同构二聚体)$+ 2H_2O$ 或 $2OH \cdot + 2GSH \longrightarrow GSSG + 2H_2O$。

自由基的产生和清除状态失衡将导致细胞损伤,如化学损伤、放射损伤、缺血再灌注损伤、细胞老化和吞噬细胞消灭微生物等。

自由基引起的细胞组织损伤主要涉及以下反应:①在氧存在的条件下,自由基可导致生物膜的脂质过氧化。自由基的氧化损伤始于质膜中不饱和脂肪酸中的双键,引起膜通透性的增加。②DNA 损伤,自由基与核和线粒体 DNA 中的胸腺嘧啶反应,引起单链断裂,这种损伤可引起细胞老化或恶性转化。③蛋白质的氧化修饰,自由基作用于蛋白质中的巯基形成二硫键,导致蛋白质与蛋白质的交联和蛋白骨架的氧化,甚至蛋白断裂。氧化修饰促进关键蛋白的降解,导致整个细胞破坏。

第二节　缺血缺氧性损伤

局部细胞组织的动脉血液供应不足,称为缺血。缺血可引起营养物质和氧供应障碍,前者称为营养不良,后者称为缺氧。缺氧是指细胞不能获得足够的氧,或者是氧利用障碍。按其原因可分为:①低张性缺氧,空气中氧分压低或者气道外呼吸障碍;②血液性缺氧,血红蛋白的质和量的异常;③循环性缺氧,心肺功能衰竭或者局部性缺血;④组织性缺氧,线粒体生物氧化,特别是氧化磷酸化等内呼吸功能障碍等。从这个意义讲,缺血是缺氧的原因之一。

缺血和缺氧性损伤是细胞损伤的最常见类型。细胞缺血、缺氧会导致线粒体氧化磷酸化受抑制,ATP 形成减少,磷酸果糖激酶和磷酸化酶活化。细胞膜钠泵、钙泵功能低下,细胞内钠、钙离子蓄积,并伴有水分子增加。此后胞质内蛋白质合成和脂肪运出障碍,无氧糖酵解增强,细胞酸中毒,溶酶体膜破裂,DNA 链受损,核染色质凝集,导致细胞损伤。缺血、缺氧还使活性氧类物质增多,引起脂质崩解,细胞骨架破坏。通常缺血比缺氧对组织细胞损伤更为迅速,更为严重,这是因为缺氧时细胞内无氧酵解尚能进行,而缺血时无氧酵解产生能量的过程则停止。因此,缺血性损伤的程度取决于不同细胞类型缺血的时长。轻度短暂缺血缺氧,可使细胞发生水肿和脂肪变;轻度持续缺血缺氧,可导致细胞凋亡;重度持续缺血缺氧,可引发细胞坏死(图 2-5)。在一些情况下,缺血后血流的恢复会引起存活组织的过氧化,反而会加剧组织损伤,因此称为缺血再灌注损伤,常见于心肌梗死和脑梗死后。

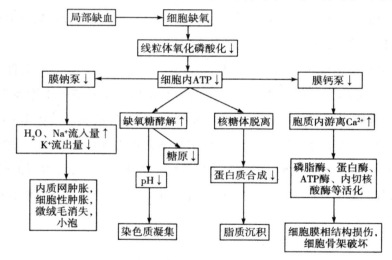

图 2-5　缺血、缺氧造成细胞损伤机制示意图

第三节　缺血再灌注损伤

缺血性损伤后,当恢复缺血组织器官的血液灌注及氧供时,组织损伤反而加重,甚至发生不可逆性损伤的现象,称为缺血再灌注损伤。目前认为,缺血再灌注损伤的发生机制有自由基生成增多、细胞内钙超载和炎症反应过度激活 3 个。

一、自由基生成增多

　缺血再灌注时,黄嘌呤氧化过程,吞噬细胞呼吸爆发过程,儿茶酚胺代谢过程增强及线粒体电子传递链受损是大量自由基产生的主要机制。

自由基的性质极为活泼,主要通过与各种细胞结构成分发生反应,如膜磷脂、蛋白质、核酸等,造成细胞结构损伤和功能代谢障碍。①膜脂质过氧化:细胞膜上的膜磷脂和膜蛋白极易与 ROS 发生脂质过氧化反应,使膜的完整性受损、流动性降低及通透性升高,导致细胞损伤;同时线粒体膜发生脂质过氧化,可导致细胞能量代谢障碍。②蛋白质功能抑制:蛋白质多肽链上的巯基、氨基酸残基与 ROS 发生氧化反应,改变蛋白质结构,引起蛋白质变性、降解、功能丧失。③核酸及染色体破坏:OH·易与脱氧核糖核酸及碱基发生加成反应,使核酸碱基改变或 DNA 断裂,染色体畸变。

二、钙超载

缺血再灌注发生时,Ca^{2+} 内流增加是导致细胞内钙超载的主要原因。其中,生物膜损伤,线粒体 ATP 合成功能障碍,$Na^+ - Ca^{2+}$ 交换蛋白反向转运增强及儿茶酚胺增多是细胞发生钙超载的主要机制。

细胞内钙超载导致再灌注损伤的机制如下。①促进氧自由基生成增多:细胞内 Ca^{2+} 增多时,催化黄嘌呤氧化过程,导致氧自由基产生增多。在缺血再灌注损伤中,自由基产生增多与钙超载是一对互为因果的损伤因素。②能量代谢障碍:聚集于胞质内 Ca^{2+},被线粒体摄取时可消耗大量 ATP,同时进入线粒体的 Ca^{2+} 与含磷酸根的化合物结合,形成不溶性磷酸钙,既干扰线粒体的氧化磷酸化,又损伤线粒体膜,从而加重细胞能量代谢障碍。③加重酸中毒:细胞能量代谢障碍时,无氧酵解增强,乳酸增多,会导致细胞酸中毒;同时细胞内 Ca^{2+} 浓度升高可激活某些 ATP 酶,导致细胞高能磷酸盐水解,释放出大量 H^+ 加重细胞内酸中毒。④破坏细胞膜及细胞器膜,细胞内 Ca^{2+} 增加可激活磷脂酶类,促使膜磷脂降解,造成细胞膜结构受损;Ca^{2+} 增加可激活钙依赖性蛋白酶,促进细胞膜和结构蛋白的分解;Ca^{2+} 增加可激活核酸内切酶,引起染色体损伤。

三、炎症反应过度激活

缺血再灌注组织内可见主要以白细胞浸润为主的炎症反应。其中,缺血时产生的大量趋化因子是激活白细胞向缺血组织游走、聚集、活化的启动因素,而黏附分子生成增多又是缺血组织白细胞大量聚集、浸润的主要因素。

过度激活的炎症反应造成再灌注组织损伤的机制如下。①微循环障碍:缺血再灌注时,增多、激活的中性粒细胞与血管内皮细胞之间的相互作用改变了微血管内血液流变学,损伤微血管结构及影响微血管收缩舒张功能,导致微循环障碍,出现无复流现象,引起各脏器功能障碍。②细胞损伤:激活的中性粒细胞与血管内皮细胞可释放大量的活性物质,如自由基、蛋白酶、溶酶体酶等,不但改变了自身的结构和功能,而且造成了周围组织细胞的损伤。

综上所述,缺血再灌注对组织细胞损伤发生的基本机制,主要是缺血再灌注的过程中自由基生成增多,钙超载及炎症反应过度激活。自由基是各种损伤机制学说中最重要的启动因素,而细胞内钙超载是细胞不可逆性损伤的共同通路,炎症反应过度激活是缺血再灌注损伤引起各脏器功能障碍的关键原因。三者相互作用,相互协同,最终引起细胞、组织损伤。

第四节　应激与应激性损伤

当暴露于各种理化及生物性损伤刺激因素时,任何生物细胞都将出现一系列适应代偿反应。细胞出现的这些反应既有与损伤因素性质有关的特异性反应,也有与损伤因素性质无关的非特异性反应,统称为细胞应激(cell stress)。例如当生物细胞受到氧自由基威胁时,其抗氧化酶如超氧化物歧化酶、过氧化氢酶等,它们的表达增加就属于特异性反应。这在相应疾病或病理过程中已有讨论,这里重点介绍热休克反应、冷休克反应和内质网应激等与损伤因素性质无关的非特异性反应。

一、热休克反应

生物机体在高温环境下(热应激)所表现的以基因表达变化为特征的防御适应反应,称为热休克反应(heat shock response,HSR)。在热应激或其他应激时新合成或合成增多的一组蛋白质称为热休克蛋白(heat shock protein,HSP)。同时,许多其他的物理、化学、生物应激原及机体内环境变化,如放射线、重金属、自由基、缺血、缺氧、炎症及创伤等都可诱导 HSP 的产生。

HSP 的主要生物学功能是帮助蛋白质的折叠、移位、复性及降解。其本身不是蛋白质代谢底物或产物,却始终伴随着蛋白质代谢的许多重要步骤,因此被形象地称为"分子伴侣"(molecular chaperone)。正常状态下,从核糖体上新合成的蛋白质多肽链,尚未经过正确的折叠而形成具有一定空间构型的功能蛋白质,其疏水基团常暴露在外。如果没有 HSP 分子伴侣的存在,这些蛋白质会由于其疏水基团的互相结合、聚集而失去活性。HSP 通过其 C 末端的疏水区与这些新合成的多肽链结合,从而防止其聚集,并帮助其在折叠酶的作用下逐步完成正确折叠。在蛋白质折叠完成后,HSP 分子伴侣即脱离蛋白质底物。折叠成具有一定空间构型的蛋白质可通过囊泡转运至高尔基体,或经 HSP 的帮助转运至线粒体或其他细胞器发挥作用。在应激状态下,各种应激原导致蛋白质变性,使之成为未折叠的或错误折叠的多肽链,其疏水区域可重新暴露在外,因而形成蛋白质聚集物,对细胞造成严重损伤。

二、冷休克反应

冷休克(冷刺激)引起的细胞应激反应,称为冷休克反应(cold shock response)或冷应激(cold stress)。冷休克能降低机体酶促反应的效率,减少细胞内外物质的扩散和膜转运。此外,冷休克还能够诱导细胞产生许多与热休克相似的非特异性反应:①增加蛋白质变性和降解;②缩短细胞生长周期;③抑制基因的转录和翻译,导致蛋白质合成减少;④破坏细胞骨架单位;⑤使细胞膜通透性增加,细胞质中 Na^+ 和 H^+ 增加及细胞内 K^+ 减少;⑥从低温状态恢复到生理温度后,导致细胞中热休克蛋白的表达上调;⑦低温状态下细胞中丝裂原活化蛋白激酶 p38 会出现磷酸化;⑧诱导细胞的凋亡或坏死。冷应激诱导的细胞凋亡取决于冷刺激的温度和作用时间,严重的冷应激则通过冰晶的形成,引起细胞膜和细胞器的破坏而导致细胞坏死。

三、内质网应激

应激时除了细胞作为一个整体做出反应外,内质网、线粒体及胞核等细胞器亦发生反应。内质网是细胞中加工蛋白质及储存 Ca^{2+} 的主要细胞器,对应激原的刺激较为敏感。各种应激原作用于细胞后,通过诱发内质网腔中的错误折叠和未折叠蛋白质的堆积及 Ca^{2+} 平衡紊乱,而激活未折叠蛋白反应及细胞凋亡信号通路等内质网反应,称为内质网应激。

多种理化及生物性应激原,如紫外线照射、氧化剂暴露、病毒感染、Ca^{2+} 载体、ATP 酶抑制剂等,可影响内质网 Ca^{2+} 转运及蛋白质修饰、加工、折叠,导致内质网应激,其主要表现形式是未折叠蛋白反应和细胞凋亡。

未折叠蛋白反应是指各种原因引起错误折叠及未折叠蛋白质在内质网中积蓄,致使内质网应激蛋白转录增加,其他蛋白质翻译减少,蛋白质降解增多的一种反应。应激状态下,内质网应激蛋白包括内质网分子伴侣、蛋白二硫键异构酶、血红素加氧酶 1 及内质网 Ca^{2+}-ATP 酶等。这些蛋白质具有促进错误折叠及未折叠蛋白质的正确折叠,恢复内质网 Ca^{2+} 转运,清除活性氧等功能,有助于增强细胞对损伤的抵抗力,促进细胞存活。如应激原较强时,致使内质网功能受损,则细胞凋亡信号通路被激活,导致细胞凋亡发生。

内质网应激既是细胞防御适应反应的重要组成部分,也是细胞损伤及死亡的重要机制。一定程度的内质网应激可诱导内质网中分子伴侣及其他内质网应激蛋白的表达,减轻各种应激原所导致的错误折叠或未折叠蛋白质堆积而造成的细胞损伤。当应激原过于强烈时,内质网应激将倾向于诱导细胞凋亡。

参考文献

[1]Mignotte B,Vayssière J L. Mitochondrial control of apoptosis[M]// Advances In Cell Aging and Gerontology. Vol5. Netherland:Elsever,2001,93 – 122.

[2]Rudd J J,Franklin-Tong V E. Calcium signaling[J]. Cell,1995,80(2):259 – 268.

[3]Borg D C. Oxygen free radicals and tissue injury[M]. Boston:Birkhäuser,1993.

[4]Phadtare S,Alsina J,Inouye M. Cold-shock response and cold-shock proteins[J]. Current Opinion in Microbiology,1999,2(2):175 – 180.

第 三 章

组织细胞损伤的再生修复

各种损伤因素引发机体部分细胞和组织丧失功能,机体修补缺损和恢复功能的过程,称为修复(repair)。常见的修复过程包括再生(regeneration)和纤维性修复。前者主要通过损伤周围的相同种类的细胞修复,一般能够完全恢复原有的组织结构及功能,这便是完全再生。后者修复过程主要通过纤维结缔组织,由于修复后存在瘢痕,属于不完全性再生,也称为瘢痕修复。考虑到多数情况下的损伤涉及的组织不止一种,故再生与瘢痕修复常同时参与。近年来,再生修复一直是科学研究的热点与难点,本章节主要围绕组织细胞的再生修复并结合科学前沿的资讯分别介绍干细胞、细胞分化、信号通路与再生修复的病理联系。

第一节　干细胞与再生修复

一、干细胞的特点和分类

干细胞是个体发育过程中产生的具有无限或较长时间自我更新和多向分化的一种乃至多种具有特殊功能的未分化和非特异性细胞能力的一类细胞。干细胞的特点包括:①在体内位置及存在数量相对恒定,可长期处于静止状态但具备无限增殖、分裂的能力;②具备多向分化、自我更新的能力;③终身保持未分化或低分化特征,缺少细胞系标志物;④具备非对称分裂能力(分裂后,一个子细胞保持亲代特征并作为干细胞保留;另一个子细胞走向分化终端,成为功能专一的分化细胞,且该过程不可逆)。

干细胞有多种分类,常见的胚胎干细胞和成体干细胞依据其来源和个体发育过程中的先后次序区分。而全能干细胞、多能干细胞和专能干细胞则是依据其分化潜能进行分类的。

二、各类干细胞的功能特点

(一)胚胎干细胞

胚胎干细胞(embryonic stem cell，ESC)是一种具有发育全能性未分化的细胞，存在于胚胎发育的早期囊胚(于受精后 5～7 天形成)中。理论上机体所有种类的细胞均可以由这类细胞诱导分化，即使在体外扩增、筛选、冻存、复苏仍能保持其原有特性。

获得 ESC 细胞的主要方式：①体外受精时多余的配子或囊胚；②自然或自愿选择流产的胎儿细胞；③体细胞核的移植技术所获得的囊胚和单性分裂囊胚；④自愿捐献的生殖细胞。鉴于破坏胚囊是获取 ESC 细胞并建立 ESC 细胞系的操作前提，而胚囊的破坏无异于扼杀了一个新生命，所以 ESC 的分离、研究及临床治疗始终无法规避伦理道德的争议。

(二)成体干细胞

成体干细胞(adult stem cells，ASC)是一种具有自我更新能力和分化潜能的干细胞的统称，广泛存在于人和哺乳动物的组织中。为保障组织和器官生长与衰退的动态平衡，这类细胞既可以按特定程序分化为各类细胞，又可以产生新的干细胞。ASC 通常处于静息状态，分裂缓慢且数量很少，以干细胞含量最丰富的骨髓为例，ASC 含量也不超过骨髓细胞总数的 0.01%。ASC 在形态学上表现的特点为细胞体积小，胞内细胞器稀少，胞内 RNA 含量低。ASC 普遍存在于机体组织中，因其具有自我更新能力和参与多系统、多组织分化能力，因此致瘤风险很低，组织排异反应轻，伦理学争议少，应用时获取相对容易，因此具有广阔的应用前景。

目前已经确定的含有 ASC 的组织和器官包括骨髓、脑、牙髓、血管、脐带血、外周血、骨骼肌、角膜、视网膜、皮肤和消化系统的上皮组织和肝及胰腺等。ASC 根据组织来源分为造血干细胞、骨髓间充质干细胞、神经干细胞、肌肉干细胞、脂肪干细胞、表皮干细胞、肝干细胞、胰腺干细胞、肠上皮干细胞、胎盘干细胞和羊水干细胞等。ASC 具有能够跨系甚至跨胚层分化的特性,这称为可塑性(图 3 - 1)。研究报道表明,骨髓干细胞可转化为其他组织细胞,神经干细胞可转化为造血细胞。干细胞的可塑性现象可能是机体损伤修复的生理特性,一旦机体受到损伤或需要时,即给予适当的微环境,就能改变 ASC 固有的增殖方式,进而分化成其他种类的组织细胞,这为其在临床对多种疾病的治疗提供了理论指导和实验依据。ASC 在未来的再生医学治疗方面展现出的巨大应用前景,为现代医学尚无法治疗的疾病提供了治疗的新希望。

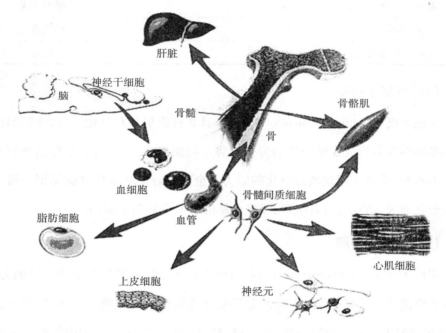

图 3 - 1　成体干细胞的可塑性

(三)诱导多能干细胞

通过基因转染技术将某些转录因子导入动物或人的体细胞中,诱导体细胞重构成为 ESC 样的多潜能干细胞,这类细胞被称为诱导多能干细胞(induced pluripotent stem cells),简称 iPS 细胞。研究发现,iPS 细胞和 ESC 一样无法避免在应用上导致畸胎瘤的弊端,不仅如此,目前常用病毒来诱导成体细胞去表达重编程因子,而动物研究发现,病毒诱导的多能干细胞有时会引发肿瘤。越来越多的研究表明,iPS 细胞含有比正常细胞更多的突变,因而在应用上的风险也要引起重视。

因发育阶段、取材及获得方式等不同,ESC、ASC 及 iPS 细胞在临床应用上显示出不同的优势和局限性(表3-1)。

表3-1　不同干细胞在应用上的优势和局限性比较

优劣比较指标	胚胎干细胞	诱导多能干细胞	成体干细胞
破坏胚胎	是	否	否
需要病毒载体	否	是/否	否
稳定性/遗传性	高	低	高
成畸胎瘤性	高	高	很低或无
免疫排斥	有	有	很低或无
增殖和分化能力	强	强	较强

(四)全能干细胞

全能干细胞(totipotent stem cells,TSC)具有自我更新和分化潜能,能够形成任何类型细胞并有形成完整个体的分化趋势。例如 ESC,具有与早期胚胎细胞相似的形态特征,具备无限增殖并分化的能力。全身将近 200 多种细胞类型均可以由 ESC 分化而来,机体的所有组织、器官也是由 ESC 分化后形成的。

(五)多能干细胞

多能干细胞(pluripotent stem cells,PSC)虽具有产生多种类型细胞的能力,但因发育潜能受到一定限制,故而失去了发育成完整个体的能力。例如,体内将近 12 种血细胞由造血干细胞分化而来,骨、软骨、肌肉、脂肪等多种中胚层细胞由骨髓间充质干细胞分化,这种细胞还可以分化成神经元等其他胚层的细胞。目前研究趋向于将骨髓间充质干细胞这类分化潜能更广的干细胞称为多潜能干细胞,而将造血干细胞、神经细胞等向某一类型组织的不同细胞分化的干细胞称为多能干细胞。

(六)专能干细胞

专能干细胞(unipotent stem cells)是一类只能向一种类型或密切相关的两种类型的细胞分化的成体干细胞,如皮肤生发层细胞、肝源性干细胞、胰腺干细胞、肠上皮干细胞、角膜缘干细胞及神经干细胞等均属于专能干细胞。上述组织通常处于一种稳定的自我更新状态,一旦这类组织受到伤害并且需要多种类型的细胞修复时,则需要激活多潜能干细胞来进行修复。

三、干细胞在组织修复与细胞再生中的作用

近年来,随着干细胞技术的发展,再生医学领域也有了长足的发展。利用干细胞的可塑性,通过体内外诱导或基因修饰等方法诱导其向治疗目的细胞转化,从而实现治疗目标。目前干细胞已广泛用于许多疾病或损伤的治疗,如心血管疾病、糖尿病、骨质疏松、阿尔茨海默病(Alzheimer disease,AD)、帕金森病(Parkinson disease,PD)、自身免疫病、严重烧伤、脊髓损伤、恶性肿瘤等,以大面积创伤、烧伤的修复为例,利用骨髓间充质干细胞(MSC)来再生汗腺便是一种可行的选择。存在于骨髓基质的MSC,外界对其直接破坏的作用较小。由于其具备较大的储存量且获取方式简便,在严重创伤和烧伤条件时容易动员,且研究证明 MSC 能够直接参与皮肤损伤修复与再生的全过程,包括汗腺的修复。一旦皮肤组织出现损伤,造血干细胞和间充质干细胞便可以最快的速度经骨髓动员到循环细胞池,并迁移到损伤部位。这类细胞能够调节上皮细胞和真皮间充质细胞的增殖和迁移,在早期炎症阶段就能促进炎症细胞趋化,参与创伤修复再生过程。而骨髓来源的细胞在炎症消退后,能够分化为表皮细胞、皮脂腺细胞、毛囊上皮细胞、树突状细胞及内皮祖细胞等,以 CD45$^+$的抗原呈递成纤维细胞亚群的方式整合到愈后皮肤。造血干细胞和 MSC 在完成上皮化后,通过产生 I 型和 III 型胶原的方式参与愈合真皮的重构,这一过程可以是长期的。在体外,MSC 能够抑制 T 细胞对丝裂原和异体抗原的增殖反应;在体内,MSC 可以减少移植物抗宿主疾病。这种能够逃避免疫系统和免疫调节的特点能够有效加速深度烫伤创面血管的再生速度,并延长皮肤移植的存活时间。正是由于MSC 的双重特性,即诱导分化转变为不同修复细胞的同时,还能够有效免疫逃逸,所以进一步开发 MSC 这类干细胞的分化调控潜能对再生能力的研究具有重要的理论意义和应用前景。

第二节　细胞分化与再生修复

一、细胞分化及其标志

细胞分化(cell differentiation)是在个体发育过程中,同一来源的细胞之间逐渐产生出形态结构、功能特征各不相同的细胞类群的过程。受精卵含有亲代的全套遗传基因,可在遗传因素和整体性因素的调控下,按既定时空关系,经由复杂的细胞分化过程,发育为预定的个体多细胞。例如,受精卵可以分化为呈双凹圆盘状的红细胞,其功能是合成血红蛋白,携带氧气和完成气体交换。它还可以分化为伸出众多长短不一的突起的神经细胞的胞体,可感知、整合和传递信息等。

细胞分化的本质是基因组通过不同基因表达的开启或关闭,在时间与空间上的选择性表达,并最终产生标志性蛋白质。细胞分化的主要标志是细胞内开始合成新的特异性蛋白,这些蛋白质既可以是细胞生命活动的特异催化剂,也可以是组成细胞结构的基本材料。例如,角质形成细胞中不同种类的角蛋白,肌细胞中出现肌球蛋白和肌动蛋白等。每一种特定类型的细胞只选择部分固有基因,严格有序地加以激活、转录和翻译,任何一个环节的微小差错将可能导致细胞分化的异常甚至癌变。细胞分化的另一重要标志是分化细胞中形成特异性细胞和亚细胞结构,这些结构与细胞的执行功能相一致。例如,上皮细胞的细胞骨架等在神经细胞分化中,可在胞质中出现神经细胞黏附分子(NCAM)、神经丝电压门控离子通道(voltage-gated ion channel)及突触囊泡蛋白(synaptophysin)等。

分化完成的细胞可以产生抑素(chalone),这种化学介质抑制附近的细胞发生同样的分化。在具有相同分化程度的胚胎细胞中,如果一个细胞试图向某个特定方向分化,那么这个细胞在启动分化指令的同时,也发出另一个信号去抑制邻近细胞的分化,这种现象被称为侧向抑制(lateral inhibition)。例如,在脊椎动物的神经板细胞向神经前体细胞分化过程中,尽管这些细胞均有发育成前体细胞的潜能,但只有其中一部分细胞可以发育为前体细胞,其余的则分化为上皮性表皮细胞,这就是神经板细胞间所表现出的侧向抑制作用。

二、细胞分化与细胞分裂的区别

细胞分化和细胞分裂两者关系密切,尤其是在多细胞生物个体发育过程中,两者常常伴随发生但又不完全平行。从时间维度而言,细胞通常要在细胞分裂的基础上才能进行分化,但是像桑葚胚(morula)或成体软骨细胞,这类来自一个同源群的细胞在进行分裂前则可能已经处于不同的分化状态。早期胚胎细胞因不对称分裂导致的胞质转录因子存在分布差异,这也是制约分化方向和进程的因素之一。细胞分化一般发生在细胞分裂的 G_1 期,在早期胚胎发育阶段特别是卵裂时期,细胞快速分裂导致 G_1 期很短甚至没有 G_1 期,于是细胞分化便会减慢。从速度维度而言,细胞的分化程度与其分裂速度存在一定的消长关系,细胞分裂旺盛,则其分化程度通常较低,如果分化程度加快,则细胞分裂速度将减慢。例如,作为终末分化细胞的哺乳动物表皮的角化层细胞,其分裂频率较低分化的基底层细胞明显降低,而对大脑神经细胞和心肌细胞这类高度分化的细胞来说,则很少分裂甚至完全失去分裂能力。

三、细胞分化的潜能

细胞在个体发育过程中的形态和功能等方面出现可识别的分化特征前,其发育只能向特定方向分化,这种细胞的发育选择称为细胞决定(cell determination)。虽然细胞分化贯穿于个体发育过程的始终,但不同发育时期的细胞其分化潜能存在一定差异。哺乳动物和人类的受精卵在一定条件下可分化、发育成为完整个体的特点称为细胞的全能性(totipotency)。由于全能性细胞(totipotent cell)能够表达所有基因库中的任何基因,故而可以分化为该个体任何种类的细胞。生殖细胞特别是卵细胞作为潜在的全能性细胞能够完成孤雌生殖。随着三胚层的形成，全能性细胞的分化潜能受到微环境和空间位置的双重限制，仅能向发育为本胚层的组织器官相关细胞的方向分化，形成多能性细胞（pluripotent cell）。大多数动物的体细胞虽含有全套基因组，但经过器官发生后，其分化程度形成一定专一化，故无法重新分化、发育为一个完整个体或分化为其他类型的细胞，这便是单能性细胞（unipotent cell）。需要指出的是，仅成体期的大多数植物和少数低等动物的体细胞具有全能性，对高等动物和人类而言，除部分组织器官保留了一定量未分化的细胞（组织干细胞）外，其余均为分化细胞和终末分化细胞。

四、细胞去分化与组织再生修复

机体损伤后的组织如何再生，是细胞分化研究的热点问题。目前引起广泛重视的问题包括：①如何获取原始种子细胞，包括组织干细胞及通过体细胞重编程的诱导多能干细胞；②将种子细胞诱导为目标组织细胞，从而生成机体需要的特定器官；③将种子细胞及转化产物整合入机体的同时，保障其长期且安全存于体内。细胞分化过程通常是不可逆的，但是在特定条件下，已分化的细胞因基因表达模式改变而返回到未分化状态的过程称为去分化（dedifferentiation）。某些诱导因能够将小鼠和人的体细胞（如皮肤成纤维细胞）直接重编程（reprogramming）为具有多同分化潜能的诱导多能干细胞，这就是去分化的一种典型表现。多数情况下，去分化本质上是一种清除胞内细胞器、胞质成分及有害物质的过程。这一过程需要历经自噬（autophagy）、胞质脱落（apocytosis）、陈旧分泌物和残体外排（exocytosis）。所谓的自噬是一种细胞在机体调控下有序地降解多余或异常的细胞组分，并将其重复利用的一种自然机制。近年来，细胞自噬行为在神经变性、自身免疫疾病、肿瘤、炎症等疾病及病理领域获得了研究人员的广泛关注。而细胞周围出现的部分胞质出芽、绞窄并脱落的现象称为胞质脱落，脱落的胞质团块为胞质脱落体（apocytosome）。当组织器官发生严重损伤需要再生时，细胞常会伴随去分化现象。首先，受损的细胞器及胞质成分通过自噬的方式降解。其次，降解产物（如残体）以胞吐的方式向细胞外排出。再次,以胞质脱落方式把细胞周边聚集的衰老的胞质和细胞器排出细胞外。细胞质通过自噬和胞质脱落得到净化,细胞形态会出现细胞体积减小,胞核变大,核质指数增大,核内的异染色质向常染色质转化并伴有核仁的重新出现。最终,细胞变成未分化状态的祖细胞。细胞经由去分化、幼稚化的过程,一方面恢复了活力,另一方面也开启新的分裂增殖并修复受损组织。局部组织损伤后的再生也是胚胎时期组织分化过程的重演,大量成熟细胞去分化后变为类祖细胞。以周围神经损伤实验研究为例,损伤的坐骨神经周围出现大量施万细胞,这些细胞通过自噬将自身髓鞘成分及衰老的细胞器逐步吞噬,并将部分胞质脱落体以胞质脱落的方式排出胞外,继而演变为幼稚的施万细胞。电镜下观察施万细胞,核质比值增大,胞质中出现大量原始细胞器,如髓鞘降解后的残余碎片、游离核糖体、多聚核糖体等,而几乎很难看到高分化的线粒体和高尔基体。这些现象均表明细胞处于幼稚即去分化状态。这些成施万细胞主要具备分裂增殖功能,能够形成 Bunger 带,进而修复损伤髓鞘并促进周围神经再生。

第三节　细胞信号转导与再生修复

细胞信号转导(cellular signal transduction)是通过位于细胞膜或细胞内的受体感受细胞外信息分子的刺激,经由复杂的细胞内信号转导系统转换,来影响细胞的各类生物学功能的过程。细胞信号转导通常包括 3 部分:①能接收信号的特定受体,如膜受体和核受体;②受体后的信号转导通路;③信号的生物学效应。完整的信号传导通路还具备以下特性:①信号转导分子存在的暂时性;②信号转导通路整体的连贯性;③信号作用的一过性与作用效果的永久性;④信号传导的网络化和专一性。

近年来,细胞信号转导在细胞再生领域有诸多发现,同时也与组织细胞的修复有密切关系。常见的组织细胞再生与修复的细胞转导途径包括以下几种。

一、Wnt 信号通路

Wnt 信号通路与生物体中的很多关键功能包括增殖、分化、炎症、再生和凋亡等密切相关,该通路的失调与癌症、阿尔茨海默病、帕金森病、糖尿病、精神分裂症等多种疾病相关。该信号传导可分为两类:经典的 Wnt/β-catenin 依赖性途径与非经典的 β-catenin 非依赖性途径。在哺乳动物中,已鉴定出 Wnt 配体有 19 个(Wnt1、Wnt2、Wnt2b/13、Wnt3、Wnt3a、Wnt4、Wnt5a、Wnt5b、Wnt6、Wnt7a、Wnt7b、Wnt8a、Wnt8b、Wnt9a、Wnt9b、Wnt10a、Wnt10b、Wnt11、Wnt16),跨膜 G 蛋白耦联受体有 10 个[Frizzled1 ~ 10(FZD1 ~ 10)],低密度脂蛋白受体相关蛋白(low-density lipoprotein receptor-related protein,LRP)有 2 个(LRP-5 和 LRP-6)。

(一)β-catenin 依赖性途径

β-catenin 位于细胞基质中,是 Wnt 信号通路的主要参与者,也是一种与细胞增殖、分化、生长、存活等生理过程密切相关的多功能蛋白。它能够与包括轴蛋白(Axin)、腺瘤性息肉病大肠杆菌(adenomatous polyposis coli protein,APC)、糖原合酶激酶-3B(glycogen synthase kinase-3B,GSK-3B)和酪蛋白激酶 1α(casein kinase1α,CK1α)组成的泛素蛋白酶复合物相结合(图 3 - 2),信号通路的开关能够调节其激活或抑制。当 β-catenin 与 Axin、APC 蛋白结合时,GSK-3B 和 CK1α 会将其磷酸化,进而导致 β-catenin 降解。在 FZD 与 Wnt 配体结合时,能够与 LRP 共同作用形成 Wnt-FZ-LRP6 复合物,信号引起蓬乱蛋白(dishevelled,Dsh)磷酸化,从而避免 β-catenin 的磷酸化及降解。未磷酸化的 β-catenin 在细胞基质中累积到一定量后,能够转移进入细胞核。β-catenin 在胞核内通过置换转录抑制子(transducin-like enhancer of split,TLE)Groucho 蛋白家族,并与转录因子包括 T 细胞因子(T cell factor,TCF)或淋巴增强因子(lymphoid enhancer factor,LEF)结合成转录复合物来激活 Wnt 靶向基因。

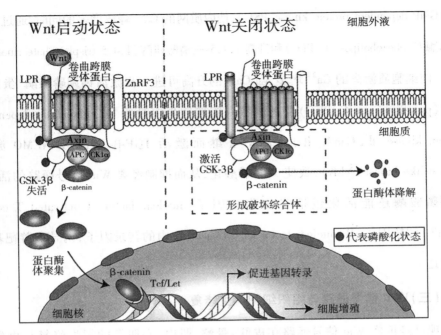

图 3 - 2 Wnt 信号转导通路示意图

(二) β-catenin 非依赖性途径

β-catenin 非依赖性途径被定义为与 β-catenin 转录功能无关的 Wnt 或 FZD-启动信号,其常见的信号途径有 Wnt/planar cell polarity(PCP)、Wnt-cGMP/Ca^{2+}、Wnt/cAMP、Wnt/ROR、Wnt/RAP、Wnt/RAC 及 Wnt/RHO 途径。其中 Wnt/PCP 和 Wnt-cGMP/Ca^{2+} 途径的特征较为明显,与再生的研究最为密切。

Wnt/PCP 由非经典 Wnt 信号配体 Wnt5a 或 Wnt11 与 FZD、Dsh 结合,诱导 Wnt/PCP 信号通路激活,并通过 Dsh 活化 Rho 家族 GTPases 酶(pros-homologous A,Rho A)、Rac 蛋白及其下游靶点 Rho 相关的卷曲螺旋蛋白激酶 1(rho-associated coiled-coil-containing protein kinase 1,Rock1)、JNK1 激酶(c-Jun N-terminal kinase1,JNK1),与转录因子激活蛋白 1(activator protein-1,AP-1)、c-Jun 的氨基末端结合后能够诱导下游靶基因表达,从而起到调节细胞极性、细胞运动和形态发生等的重要作用。内质网中的 Ca^{2+} 释放到胞质是 Wnt/Ca^{2+} 信号途径中的关键步骤,进而 Wnt/FZD 结合复合物活化胞质中的 Dsh,在抑制 Ca^{2+} 释放的 cGMP 依赖性蛋白激

酶(cGMP dependent protein kinase,PKG),使内质网的 Ca^{2+} 释放增多的同时,通过激活磷脂酶 C(phospholipase C,PLC)和升高 1,4,5-三磷酸肌醇(1,4,5-trisphosphate rinositol,IP_3),使细胞质游离的 Ca^{2+} 增多,随 Ca^{2+} 的升高可进一步激活钙调磷酸酶、蛋白激酶 C(protein kinase C,PKC)及钙调蛋白依赖性蛋白激酶 II(calmodulin-dependent protein kinase II,CamK II),CamK II 继而激活 TGF-β 激酶及 NEMO 激酶(nemo-like kinase,NLK),致使 TCF 磷酸化,从而抑制经典 Wnt 信号通路的活性。钙调磷酸酶还能活化包括 T 细胞核因子(nuclear factor of activated T cells,NF-AT)和核因子κB(nuclear factor κB,NF-κB)在内的转录因子,诱导下游靶基因的表达。

(三)Wnt 信号通路与组织细胞再生修复

现已经证实 Wnt 信号通路在皮肤、骨骼、肌肉、心肌等的损失修复与再生中起到重要作用。β-catenin 依赖的信号参与毛囊的形态发生,当去除转基因小鼠表皮的 β-catenin 表达,便会阻断毛囊的发生。β-catenin 还调控皮肤干细胞的分化,缺乏 β-catenin 时,毛囊角质细胞无法分化为表皮。成体哺乳动物皮肤出现再生的前提是,通过 β-catenin 非依赖途径激活的 Wnt 配体,包括 Wnt4、Wnt5a 和 Wnt11,在创面短暂上调。而 β-catenin 依赖的 Wnt 信号在创缘附近的上皮激活毛囊,而非在创面或者被覆上皮。在骨折修复早期,除了 LEF1 下调外,所有的 Wnt 信号成员和靶基因均上调。软骨细胞增殖、分化的关键是通过作为调节分子的经典 Wnt 通路发挥作用的 3 个 Dvl 亚型。Wnt 信号通路诱导 CD45 $^+$ 成体干细胞向肌源性分化,在肌肉再生过程中发挥重要作用。心肌梗死后 7 天在大鼠缺血区域,β-catenin 表达明显增加,Dvl-1 达到峰值,之后 Dvl-1 表达迅速减少,至梗死后第 28 天几乎不能测到。胞质 Dvl-1 可能参与控制肌成纤维细胞和血管内皮细胞的增殖和迁移,因此 Wnt-Fz 信号通路可能参与控制细胞增殖和迁移,以及心肌梗死后的修复再生过程。

二、Notch 信号通路

(一)Notch 信号通路组成

Notch 信号通路包括 Notch 受体、Notch 配体和细胞内效应器分子 3 部分。以哺乳动物为例,其细胞内含有 4 种 Notch 同源受体,该受体是一种包含胞外区、跨膜区和胞内区 3 部分的 1 型跨膜蛋白。胞外域由 29~36 个串联的表皮生长因子(epidermal growth factor,EGF)序列和 3 个富含半胱氨酸的 LNR 重复序列(lin Notch repeats,LNR)构成,胞外域和配体结合并启动 Notch 通路。胞内区的结构包含与 CBF1 结合的 1 个 RAM(RBPJ kappa associated molecular)区、6 个锚蛋白重复序列(ankyrin repeats,ANK)、2 个核定位信号(nuclear localization signal,NLS)、1 个翻译启动区(translational active domain,TAD)和 1 个与 Notch 受体降解有关的 PEST 区 5 部分。CBF-1 是 Notch 信号通路中关键的转录抑制因子,能够识别并结合 Notch 下游基因的启动子上特定的 DNA 序列。Notch 的胞内区通过其 RAM、ANK 结构域与 CBF-1 相互作用激活转录。Notch 配体为 1 型跨膜蛋白又被称为 DSL 蛋白(Delta-Serrate-Lag2,DSL),包含了一个氨基末端,胞外区包含数量不等的 EGF-R 结构域和 DSL 结构域,是一种含保守分子结构的跨膜蛋白。Notch 信号通路的细胞内效应器分子是 CSL DNA 结合蛋白。

(二)Notch 信号通路的激活与调控

Notch 信号通路转导时不需要第二信使与蛋白激酶的参与,但是 Notch 蛋白的活化需要经历 3 次水解。第一次在高尔基体内被 Furin 样转化酶(Furin-like convertase)的作用下切割 S1 位点,裂解为胞外区 NEC 和跨膜片段 NTM2 两个亚基,两者通过非共价键结合为异源二聚体,位于细胞膜表面。当第 2 个裂解点 S2 位点与 Notch 配体结合后,在金属蛋白酶家族的肿瘤坏死因子 α 转换酶(TNF-α converting enzyme,TACE)的作用下裂解。N 端裂解产物(胞外区)被配体表达细胞吞噬,而

C 端裂解产物进一步在跨膜区的第 3 个裂解点 S3 处经蛋白复合体裂解后，释放 Notch 蛋白的活化形式 NICD。NICD 进入细胞核，结合 CSL 家族蛋白，形成三元复合转录激活物（NICD-CSL-MAML），启动 Notch 靶基因转录，从而促进细胞增殖和抑制细胞分化。除经典的 Notch-CSL 途径，Notch 通路还存在 CSL 非依赖型通路。此类通路通过一种胞质内衔接蛋白 Deltex 与 Notch 通路的 ANK 序列结合，介导一系列生物学功能。Notch 信号通路通过各个组分的糖基化、细胞内运输差异和泛素化依赖性的降解来调节，调节方式主要有相互作用和蛋白质水解两种。通过与 Notch 的胞外段相互作用，影响 Notch 受体与配体的正常结合，进而影响信号的传导，如 Fringe、Wingless、Scabrous 等。而在金属蛋白酶的作用下产生受体和配体的活性片段，则通过影响受体和配体的结合调节信号传导，如 Kuzbanian、Fhrin 等。Notch 信号通路在相邻细胞间，通过提供有效的信号传递去调节细胞发育、分化、增殖、凋亡、黏附和上皮 – 间充质转化（epithelial-to-mesenchymal transition，EMT）。

（三）Notch 信号转导通路在再生修复中的作用

目前已经证实 Notch 信号通路在心脏、神经、耳、晶状体等多个组织和器官的损伤修复与再生中起到了重要作用。

Notch 信号参与哺乳动物心脏发育过程中房室管、主动脉瓣、心室和流出道的发育，可促进心肌再生，保护心肌免受缺血损伤，诱导血管生成，抑制心肌成纤维细胞向肌成纤维细胞转化。作为心脏发育的关键调节因子，Notch 信号的表达和功能异常会导致多种心脏疾病。已有相关报道指出，Notch 信号元件中的突变导致人类和小鼠的先天性心脏病。Notch 信号与转化生长因子-β（transforming growth factor-β，TGF-β）协同作用，可调节心外膜衍生细胞的冠状动脉平滑肌分化，促进功能性冠状动脉系统的形成。此外，Notch 信号能够调节心脏传导系统，房室传导障碍与 Notch 信号通路中的功能障碍密切相关。

Notch 信号通路对神经系统发育及成人脑内神经发生和胶质细胞再生均有调节作用。Notch 信号的激活可以抑制发育中的神经元的轴突生长。对于哺乳动物的神经前体细胞而言,Notch 信号通路的活化神经元形成期间抑制神经元形成,但可以维持并促进神经前体细胞生成。Notch 信号在体外培养的海马神经元中的激活与转录因子 Hes1 和 Hes5 的高表达相关。Hes 转录因子能够调节与细胞分化相关的多基因表达,如碱性螺旋 – 环 – 螺旋转录因子神经元素 3(neurogenin 3,Ngn3)。Ngn3 参与中枢神经系统的相关发育过程,如神经元中 Notch 信号活化使 Ngn3 表达减少,而在脊髓发育中 Ngn3 表达在胶质前体细胞,且成熟少突胶质细胞和星形胶质细胞的正常分化也有 Ngn3 参与。此外,Notch 信号参与并促进周围神经系统及视网膜的胶质细胞再生。

  Notch 信号从多方面参与内耳的发育,如决定毛细胞和支持细胞的分化,促进感觉细胞的分化与成熟等;眼部结构的发育与 Notch 信号通路密切相关,巩膜、角膜、晶状体的形成、形状大小及其纤维细胞的分化离不开 Notch 信号调节;食管上皮细胞的稳态,肠道细胞的增殖和分化也通过 Notch 信号调节。实验表明 Notch 信号参与调节小鼠胆管基板的形成及肝内胆管的形态,控制肝脏发育并调节胆道分化。Notch 信号通过调节垂体的增殖,促进促黑素细胞和促性腺素细胞分化,调节甲状腺细胞和 C 细胞祖细胞的数量及其分化并调节内分泌功能。此外,在生殖系统,前列腺分叶所需的祖细胞有 Notch1 的表达,前列腺间质细胞的生长也需 Notch2 和 Dlk1 表达,以此维持睾丸间质祖细胞的稳态,调节精子生成。

三、Hedgehog 信号通路

(一)Hedgehog 信号通路组成

  Hedgehog 信号通路的组成包括配体 Hedgehog(Hh)、膜蛋白受体 Patched(Ptc)与 Smoothened(Smo)、胶质母细胞瘤转录因子(glioblastoma transcriptional factor,Gli)及下游靶基因。配体 Hh 属于分泌型糖蛋白,Hh 基因家族在多种物种中均有表达且具有高度保守性。在哺乳动物中 Hh 家族由 Indianhedgehog(Ihh)、Sonic hedgehog(Shh)和 Deserthedgehog(Dhh)3 种配体组成,其中表达于内脏及软骨细胞的是 Ihh,表达于间质细胞的为 Dhh,而最具典型特征且能够广泛在多个组织器官发育过程表达的是 Shh。Hh 蛋白家族均包含两个结构域:氨基端(Hh-N)和羧基端(Hh-C)。N 末端的氨基酸易与细胞外基质相连且序列较为保守,具有 Hedgehog 蛋白的信号活性。C 末端氨基酸序列的变异较大,具有自身蛋白水解酶活性及胆固醇转移酶活性。Ptc 和 Smo 均为 Hedgehog 下游细胞膜上的重要受体,也是 Hedgehog 信号的主要传递者。Ptc 由 12 个跨膜区的单一肽链构成,能与配体直接结合,对 Hedgehog 信号通路起着负调控作用。在哺乳动物体内有两种 Ptc,分别是 Ptc1 和 Ptc2,两者均在 Hedgehog 效应细胞中表达。但 Ptc1 在人体中表达更多且具有双重功能,它既能够结合 Hh 配体,又能够抑制 Smo。Smo 由 7 个跨膜区的单一肽链构成,属 G 蛋白耦联同源受体。在信号通路内转导及下游靶基因激活中起到关键性作用,Hh、Ptc 等因素会影响 Smo 的功能表达。Gli 作为 Hedgehog 信号的转录因子,大多存在于细胞核及细胞质,起到传递信号并激活下游目的基因表达的作用。在哺乳动物有 3 种核转录因子:Gli1、Gli2 和 Gli3。Gli1 执行转录并激活靶基因等主要功能,Gli2 和 Gli3 则具备激活或抑制等次要作用。

(二)Hedgehog 信号通路的激活与调控

在正常情况下,Ptc 抑制 Smo 蛋白活性,从而抑制下游通路,这时下游的 Gli 蛋白的羧基端在蛋白酶体(proteasome)内被截断,以 75kDa 的片段进入细胞核内,抑制下游靶基因转录,抑制 Hedgehog 信号响应基因。当外部因素(如缺血、缺氧)等激活 Hedgehog 信号通路时,Ptc 和 Hh 结合并解除对 Smo 的抑制作用,促使 Gli 蛋白与 PKA 及一些未知因子与微管形成大分子复合物,全长的 Gli 蛋白进入核内,激活下游靶基因转录。Hh-Gli 通路可以诱导 Ptc 转录,Ptc 表达后又会抑制 Smo,进而抑制 Hedgehog 信号形成负反馈的调控环。当 Ptc 发生突变或缺失或是 Smo 突变,导致对 Ptc 的抑制作用不敏感致使基因活化,会使 Hh 信号通路失控,使 Gli 持续激活,启动靶基因转录。

（三）Hedgehog 信号通路与组织细胞再生修复

目前已经证实 Hedgehog 信号通路与血管、神经、眼、肢体等多个组织和器官的损伤修复与再生中起到了重要作用。

Hedgehog 信号通路在很多器官可以促进血管再生及发挥组织修复作用,以成人心血管系统为例,Hedgehog 信号通路主要参与动脉血管的形成并促进血管再生。心肌梗死后,Hedgehog 信号通路在缺氧条件下引起细胞自噬,延长心肌细胞存活时间。心脏组织缺血、缺氧时,Shh 和 Ptc 表达上调,促进骨髓来源的内皮祖细胞诱发血管生成的同时,促进心脏微血管内皮细胞中血管生成因子的表达。实验证明,心肌细胞 Smo 信号阻断后,冠状动脉血管生成基因的表达下降,血管数量也相应减少,使用 Hedgehog 信号通路激动剂能够增加梗死后心肌组织中冠状动脉血管的密度,提升冠状动脉的供血,改善心脏功能。目前已经证明 Shh 通过 COUP-TF II 通路,依赖 Gli 的通路和 PI3K 激酶通路来调控冠状动脉血管的再生。也有研究认为,Hedgehog 信号通路作为血小板衍生生长因子 BB(platelet-derived growth factor BB,PDGF-BB)的靶基因能够使 ERK1/2 上调的同时将 Akt 磷酸化,进而促使 PDGF-BB 诱导血管内皮细胞发生迁移。

在脑缺血后,神经前体细胞迁移至梗死区并促进神经元的再生。实验表明,在脑损伤后的最初几天,鞘内注射 Shh 蛋白可防止胶质纤维酸性蛋白上升,从而抑制细胞凋亡。此外,将 Shh cDNA 的腺病毒载体输送至海马能够使细胞出现 3 倍增殖,应用 Shh 信号通路抑制剂后体内的海马神经前体细胞增殖降低。Shh 通路不仅能调控成年海马神经干细胞的增殖,而且对神经发育有着重要作用。Shh 可能有助于调节神经胶质细胞、神经细胞和血管内皮细胞之间的关系,能免受氧化应激,能减少细胞凋亡。Shh 蛋白和 Ptc 定位于中枢神经元和神经胶质细胞,这表明 Shh 通路在神经元和神经胶质细胞之间起到了信号传导作用。神经元和神经胶质细胞是神经保护和再生的重要组成部分,神经胶质细胞损伤后,神经胶质细胞可以感知神经元损伤并形成大量新的间隙连接。神经损伤后,Shh 信号通路影响神经再生及调节神经微环境发挥作用。Shh 蛋白通过旁分泌信号作用于神经元和神经胶质细胞,而 Shh 蛋白的核糖核酸只存在于神经元。

近年来,视网膜再生与损伤修复成为眼科学界争论与研究的热点和难点问题。研究发现,视网膜可以通过两种方式再生:通过 FGF 家族成员诱导的转分化再生和由睫状体边缘的睫状缘区(ciliary argin zone,CMZ)的干细胞转化再生。Hedgehog 通路在这两种方式中均能起到关键作用。研究发现,视网膜再生转化时 Hedgehog 信号通路与 FGF 相互依存,协同控制视网膜细胞再生。FGF 如果被抑制,会中断 Hedgehog 信号,其所诱导的再生作用则被抑制;同理,Hedgehog 信号通路如果被抑制,由于 FGF 或 Shh 在视网膜再生的早期阶段均可以诱导 ERK 磷酸化,导致 FGF 也被抑制。由于 Shh 能够上调 FGF 信号通路中相关蛋白的表达,提示 Hedgehog 信号通路可能在 FCF 诱导的视网膜转分化中起决定性作用。

第四节　血管新生

一、血管新生的概述

"血管新生"由英国外科医生约翰·亨特于1787年最早提出。从发生学和组织学的角度出发,广义的血管新生(neovascularization)分为两种类型,一种是血管形成(vasculogenesis),其定义是由内皮细胞前期细胞或者血管母细胞形成新的血管,这一过程发生于胚胎初期,强调血管"从无到有"的一个生物学过程;另一种是血管新生(angiogenesis),其定义是组织中存在的成熟血管内皮细胞发生增殖和游走,以芽生或非芽生的形式生成新的小的血管,强调血管"从少到多"的生物学过程(图3-3)。一般认为血管新生主要指狭义的血管新生,即在原来的血管结构上长出新血管的生物学过程,即"从少到多"。

　　　血管新生与很多疾病有关,这已成为临床上治疗多种疾病的靶点,可分为血管新生过度和血管新生不足两方面。一方面是血管新生过度所导致的疾病,如肿瘤、动脉粥样硬化和糖尿病视网膜病变等;另一方面是血管新生不足所导致的疾病,如心肌梗死、心肌缺血再灌注损伤和伤口愈合缓慢等。因此,血管新生已成为临床上治疗多种疾病的重要靶点。

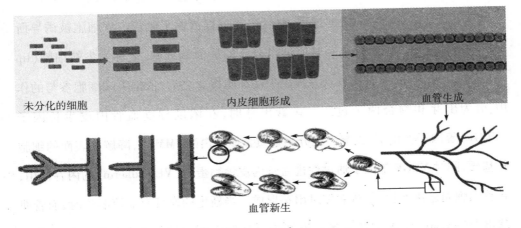

未分化的细胞　　　　　　　内皮细胞形成　　　　　　　血管生成

血管新生

图 3 - 3　血管生成和血管新生

二、血管新生过程及方式

(一)血管新生过程

血管新生是一个连续发生发展的过程,可分为 3 个时期,即初期、增生侵入期和成熟分化期。①初期:由于多种因素的刺激,血管生成因子分泌增加,当局部因子积聚到一定浓度后,诱导并启动血管新生。②增生侵入期:细胞间的连接被破坏,在蛋白酶降解细胞外基质(ECM)、血管生成素 2 (Ang-2)的刺激下和基质金属蛋白酶(MMP)的作用下,血管外壁的周细胞脱离基底,在一氧化氮(NO)等因素作用下,内皮细胞间连接松动,细胞外基质提供临时支架,使内皮细胞解离并游离,从而增生、迁移和浸润。③成熟分化期:血管腔逐渐形成,周细胞聚集并覆盖在内皮细胞外围,在蛋白酶抑制因子的作用下,周细胞和内皮细胞共同分泌细胞外基质,最终形成结构完整的细胞外基质,而细胞间连接也重新建立内皮细胞分化,血管结构整修和改建完成,毛细血管网可以根据机体需要进一步增生或退化,最终构建成熟的血管。反之,血管逐渐退化。

(二)血管新生的常见方式

在血管新生的过程中主要存在两种生长方式:芽生式和非芽生式。

芽生式是血管新生的关键过程,血管出芽过程依赖于血管内皮细胞被诱导所形成的特殊亚型。在血管出芽时所伸出分支的最前端细胞,被称为尖端细胞(tip cell),自1996年Kurz首次发现并提出尖端细胞概念之后,依据尖端细胞参与的作用,分为出芽和吻合两个过程。血管出芽时,在浓度梯度血管内皮生长因子(VEGF)等因子作用下,尖端细胞分泌基质金属蛋白酶(MMP),降解其表面的细胞外基质,同时VEGF等因子通过促进血管内皮钙黏蛋白(VE-cadherin)的内吞作用,导致细胞间连接不稳定,从而促进出芽形成。当新生的血管有血流灌注时,血管肌球蛋白(myosin)将内皮钙黏蛋白沿细胞骨架转运至尖端细胞前端丝状伪足的末梢,使新出芽的血管与原有血管形成吻合,或者与其他血管的新芽血管吻合,当血管吻合之后,局部抑制血管生成的信号增强,尖端细胞出芽延伸能力下降。

在尖端细胞后端紧邻的细胞称为茎细胞(stalk cell),其增殖能力强,主要起到延长新生血管分支的作用。血管间发生黏附吻合后,新生血管内开始有血液灌注,内皮细胞就会分化成静止的队列细胞(phalanx cell)。芽生式的具体机制:血管出芽时尖端细胞和茎细胞之间身份不固定,可以竞争,其表型由VEGF和Notch信号通路调控。VEGF诱导血管出芽后,使得尖端细胞VEGF受体-2(VEGFR-2)表达升高,Notch的配体Dll4表达上调,与相邻的表面Notch受体结合,激活Notch信号通路,γ-分泌酶水解并释放出茎细胞Notch胞内结构域,入核调节基因转录,使茎细胞VEGF受体-1(VEGFR-1)表达增高,VEGFR-1促进血管新生的能力较VEGFR-2弱,从而抑制茎细胞诱发血管新生能力。另一方面,茎细胞表面表达Notch的另一个配体Jagged1,Jagged1与Dll4能够竞争性结合尖端细胞上的Notch受体,抑制Notch通路激活,从而抑制尖端细胞诱导的血管生成过程(图3-4)。

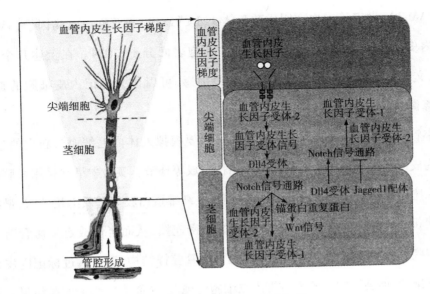

图 3 - 4 芽生式血管新生及机制

非芽生式指原有毛细血管被横贯血管的间质突起纵向一分为二,变成两条新的毛细血管。一般认为在发生非芽生式的血管新生过程之前,被分割的毛细血管常常发生内皮细胞增生和管腔变大现象。另有一种特殊形式的非芽生式方式,指的是较细的毛细血管呈柱状插入较粗的血管腔内,在整个过程中并不需要内皮细胞出芽,而是形成大管套小管的嵌套模式,因此被称为套入式的血管新生。有学者认为套入式血管新生实际是非芽生式血管新生模式的一种特殊形式,因为在血管网络形成时,两种血管新生方式是同时存在的。此外,不同部位血管新生方式可以不同,如脑血管的血管新生以芽生方式为主,而肺部的肺血管新生以非芽生方式为主。

(三)基于微血管密度判断血管新生的情况

判断组织的血管新生,往往会以局部微血管密度增多来进行计算,而微血管中的细胞主要为内皮细胞,内皮细胞发生增殖、迁移后最终形成血管,因此可以通过标记微血管密度来标记血管新生。最常用的方法是免疫组化和免疫荧光方法。目前用于标记内皮细胞的标志物如下:血小板内皮细胞黏附分子-1

（PECAM-1）、淋巴管内皮透明质酸受体-1（LYVE-1）、血管性血友病因子（vWF）、血管内皮生长因子受体-1（VEGFR-1）和细胞表面分子 CD34。在上述几个标志物中，文献报道内皮细胞表达 CD34 时最敏感，可以作为标记内皮细胞的首选，来计算微血管密度。

小管形成实验（tube formation assay）：主要模拟人体内毛细血管新生的过程，包括内皮细胞出芽增殖和毛细血管网结构形成等环节。实验中最常采用人脐静脉内皮细胞（HUVEC），因为内皮细胞在基质胶、纤维蛋白胶等基质上培养时，最终能形成网状结构，通过显微镜分析小管间的紧密连接，从而定性或定量血管新生情况。有些非内皮细胞也可以在基质胶上形成管腔样结构，需要通过标记内皮细胞来进行排除，但会影响实验中血管内皮细胞的纯度，从而直接影响实验结果。目前借助计算机技术，统计整个孔的小管、小管之间的连接数及小管的长度和面积，可以提高实验通量和结果准确度。

（四）基于血管内皮细胞活化增殖迁移的血管新生实验

内皮细胞的增殖和迁移是血管新生的起始阶段，目前常用的内皮细胞增殖标志物为血管内皮生长因子受体-2（VEGFR-2）。VEGFR-2 是一种Ⅲ型跨膜蛋白激酶，属于酪氨酸激酶受体，主要表达在血管内皮细胞上，介导内皮细胞的增殖。此外，血管内皮再生的关键标志物包括血管内皮钙黏蛋白 CD144、内皮一氧化氮合酶 eNOS、内皮型 NOS 等。在实验中往往会采用以下 3 种方法进行内皮细胞增殖情况的检测。

1. 基于血管内皮细胞活化增殖的血管新生实验方法

（1）MTT 内皮细胞增殖实验

MTT 法是研究细胞增殖的经典方法，其检测原理为：MTT 是一种染料，活细胞线粒体中的琥珀酸脱氢酶能使外源性 MTT 还原成为不溶性蓝紫色结晶甲瓒（Formazan），并沉积在细胞中。DMSO 能溶解细胞中的甲瓒，用酶标仪在特定波长处测定光吸收值，可间接反映活细胞数量，而死细胞中无琥珀酸脱氢酶，不能将

MTT 还原为不溶性的蓝紫色结晶甲瓒。具体 MTT 实验操作时，通常取 5 个不同时间点（通常就是 5 天），把 5 天中每一天的吸光度数据都记录下来，形成一条细胞增殖曲线，由此判断细胞增殖情况。在 MTT 方法的基础之上，衍生出了各种不同的替代技术，如 CCK8 染色实验等。

（2）Brdu 染色法检测细胞增殖

Brdu 是胸腺嘧啶的衍生物，可以标记活细胞中新合成的 DNA，但组织细胞内本身没有内源性 Brdu 存在。Brdu 可以代替胸腺嘧啶，选择性地整合到复制细胞新合成的 DNA 中。随着 DNA 的复制，Brdu 可以出现在子代细胞 DNA 中，应用 Brdu 单克隆抗体之后，通过显色显示增殖的细胞数，从而判断细胞增殖能力的变化。与 MTT 相比，Brdu 染色法可以提供影像学相关的数据，而非简单的折线图。在 Brdu 的染色方法和原理之上，又演化迭代出 Edu 的染色方法。Edu 也是一种胸腺嘧啶核苷类似物，能够在 DNA 复制时期代替胸腺嘧啶，渗入正在合成的 DNA 分子中，采用荧光染料与 Edu 特异性反应，准确地检测出 DNA 复制活性，能更有效地检测细胞增殖现象。

MTT 法或者 Brdu 染色法都属于终点分析法（end-point assay）。上述染色对细胞都有破坏作用，在检测过程中细胞已经死亡，结构不再完整，功能已经丧失。如何既能检测细胞增殖状态又能对细胞无损伤性，是下一步的研究方向。

（3）实时记录细胞增殖状态的设备——RTCA

随着技术的发展，出现了实时记录细胞增殖状态的设备和方法，即实时细胞分析仪（RTCA）。在特定细胞培养板（E-plate）的每一个孔底部都含有特制电极，用来实时记录孔内的电阻抗。当细胞在培养板内黏附、转移、增殖的时候，孔内的电阻可发生变化，通过实时记录，获得相关数据。需要强调这种方法不仅可以用于细胞增殖数据的获取，也可以用来检测细胞的黏附、凋亡、转移等，应用范围非常广泛。

2. 基于血管内皮细胞迁移实验的血管新生实验方法

内皮细胞迁移实验常用模型有以下两种。

（1）细胞损伤模型（也被称为划痕愈伤实验）

在已培养血管内皮细胞的培养皿上，用尖锐物体划出井字形区域，经洗涤后，用含 0.1% 明胶的 DMEM 培养液培养一段时间，用甲醇固定细胞，经 Giemsa 染色后，在光镜下统计从井字形边缘迁移出的细胞数，从而计数迁移细胞数量。

（2）转移小室模型

转移小室由上下两层组成，两层之间隔着一层多孔的多聚碳酸盐滤膜，并用胶原包被。血管内皮细胞一般置于上层，同时加入待测药物或者细胞因子，共同培养若干小时后，上层的内皮细胞有部分会迁移到下层，除去上层的细胞，用甲醇固定下层细胞，行 HE 染色，光学显微镜下计算迁移到下层的血管内皮细胞数。

细胞损伤模型和转移小室模型，不仅可以用来检测血管内皮细胞的迁移，也可以用来检测其他种类细胞的迁移。相比划痕实验，转移小室模型优点是它对药物或细胞因子的浓度梯度差异较敏感。

三、血管新生的调控因子及可能机制

目前关于血管新生机制的研究，大部分学者主张"血管新生的平衡学说"。该学说认为，在生理情况下，血管新生的诱导与抑制处于动态平衡状态，受到血管新生诱导因子和抑制因子的共同调控，从而维持血管处于正常的生长状态。一旦这种平衡被打破，就会诱导以芽生或者非芽生的方式使血管新生，或者抑制血管新生因子释放，抑制血管新生。

明确血管新生的调控过程，需要从血管新生诱导因子和抑制因子两个方面来阐述。研究发现可诱导血管新生的物质包括血管内皮生长因子（vascular endothelial growth factor，VEGF）家族、血小板源性生长因子（platelet-derived growth factor，PDGF）家族、转化生长因子（transforming growth factor，TGF）家族、纤维母细胞生长因子（fibroblast growth factor，FGF）家族、血管生成素（angiopoietin，Ang）家族、Notch 家族、Wnt 家族和整合素等。不同生长因子家族可以通过不同的通路作用于不同细胞，继而相互影响、协同作用，共同促进血管新生。而内源性的血管新生抑制因子则主要是由多种具有抗增生和促凋亡作用的多肽和调节因子组成,如凝血酶敏感蛋白(thrombospodin,TSP)、内皮生长抑制素(endostatin)、血管生长素(angiostatin)、色素上皮细胞衍生因子(pigment epithelium derived factor,PEDF)和金属蛋白酶组织抑制因子(tissue inhibitor of metalloproteinase,TIMP)等。研究发现,抑制血管生长因子主要通过影响促新生因子与其受体结合下游促增生信号,或者自身促进内皮凋亡发挥作用。血管新生抑制因子的研究对异常血管新生和防治肿瘤的生长和转移等相关疾病有潜在的临床意义(表3-2)。

表3-2　促进血管新生和抑制血管新生的生长因子及主要作用机制

1.促血管新生因子	定位细胞	主要机制
VEGF	内皮细胞	通过 VEGF-A、VEGF-B、VEGF-C、VEGF-D、VEGF-E、VEGF-F、PIGF 与其受体 VEGFR-1、VEGFR-2、VEGFR-3 作用,诱导内皮细胞有丝分裂
TGF-β	内皮细胞,周细胞,平滑肌细胞	通过 TGF-β1、TGF-β2、TGF-β3,BMP 与其受体 TGF-βRⅠ、TGF-βRⅡ作用,调节内皮细胞增殖、分化、迁移
PDGF	周细胞,血管平滑肌细胞	通过 PDGF-AA、PDGF-BB、PDGF-CC、PDGF-DD 与其受体 PDGFR-αα、PDGFR-β、PDGFR-αβ,招募周细胞并促进其生长
相互作用		
Ang 家族		Tie2 能够维持成熟血管的静息状态
FGF 家族		FGFR1～4/FGFR5 刺激其他因子释放
Notch 家族		Notch1～4 形成导管腔和与周细胞相互作用
Wnt		通过 FZD 调节 Notch 细胞活动
2.血管新生抑制因子	定位细胞	主要作用机制
凝血酶敏感蛋白-1 和凝血酶敏感蛋白-2（TSP-1 和 TSP-2）	内皮细胞	与 bFGF 和 VEGF 直接结合抑制生长因子功能 与基质金属蛋白酶-9 结合抑制细胞外基质中 VEGF 的释放 通过受体 CD36 激活依赖于线粒体和不依赖于线粒体凋亡途径 通过 CD36 和 CD47 抑制 NO 途径的激活

2.血管新生抑制因子	定位细胞	主要作用机制
内皮生长抑制素和血管生长素（endostatin 和 angiostatin）	内皮细胞	与 VEGF 受体 KDR/Flk-1 直接结合,抑制酪氨酸受体磷酸化和下游信号 ERK、p38 MAPK 及 FAK 激活 抑制细胞表面整合素活性 抑制细胞周期蛋白 D1 的转录活性 抑制 Wnt 信号;通过 Caspase 信号通路促进凋亡
Ⅰ型血小板结合蛋白基序的解聚蛋白样金属蛋白酶（ADAMTS）	血管内皮细胞、平滑肌细胞、成纤维细胞、巨噬细胞	与 VEGF 直接结合形成复合体,影响 VEGF 与受体的结合,阻滞受体磷酸化和信号激活（ADAMTS-1 和 ADAMTS-8） 切割 TSP-1 和 TSP-2,释放出具有抑制血管生成功能的活性片段（ADAMTS-1 和 ADAMTS-8） 抑制 HGF 下游信号 ERK 激活（ADAMTS-12）
色素上皮细胞衍生因子（PEDF）	内皮细胞	通过 Fas/FasL 介导细胞凋亡 激活 p38 MAPK 途径,切割 Caspase 家族成员引起内皮细胞凋亡 通过抑制 VEGF 的启动子活性直接拮抗其促血管新生作用 切割 VEGFR-1 并降低其磷酸化水平,改变受体的亚细胞分布
金属蛋白酶组织抑制因子（TIMP）	细胞外基质	抑制基质金属蛋白酶活性 直接与 VEGF 的受体 KDR 结合,阻滞 VEGF 与受体的结合和下游信号激活
血小板第Ⅳ因子	血小板	抑制 VEGF 或 bFGF 与内皮细胞上受体的结合

（一）促进血管新生的生长因子及其作用机制

目前研究发现多种环境可以促进血管新生,如机械因素,包括细胞形态、剪切应力（shear stress）和内环境的缺血、缺氧等状态。各种促进血管新生的生长因子主要包括以下几种。

1. 血管内皮生长因子（vascular endothelial growth factor,VEGF）

VEGF 最早由 Senger 等人在 1983 年发现,最初称为血管通透性因子（VPF）。进一步研究表明,VEGF 可特异性地促进血管内皮细胞的有丝分裂,是血管内皮中

最具特异性含有信号肽的分泌性肽生长因子。研究证明,VEGF 是正常血管发生
和血管新生所必需的调控因子。VEGF 受体(VEGFR)属于酪氨酸激酶受体,其中
VEGFR-1 是最有效的有丝分裂受体,VEGFR-1 在有病理性炎症反应的部位,对募
集造血前体细胞和单核细胞到病变的过程中起到了关键作用,并可促进血管新生。

具体机制:VEGF 与其受体 VEGFR 结合后,可通过 PLCγ1 激活下游蛋白激酶
C(protein kinase C,PKC),促进血管内皮细胞的增殖。VEGF 还可以激活 Ras-Raf-
MEK-ERK 通路,最终通过 ERK1/2 促进血管内皮细胞的增殖和存活。另外,VEGF
下游通过 PI3K/AKT 通路促进内皮细胞的增殖和存活,并通过 β-catenin/VE-cad-
herin 促进内皮细胞的增殖和血管新生,最终促进新生血管网络形成(图 3 - 5)。

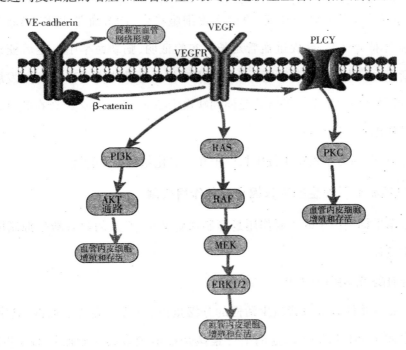

图 3 - 5 VEGF 与其受体 VEGFR 结合后的通路示意图

2. TGF-β 家族

TGF-β 受体(丝氨酸/苏氨酸激酶受体)可分为Ⅰ型和Ⅱ型,其中Ⅰ型受体又被
称为激活素受体样激酶(activin receptor-like kinase,ALK)。TGF-β 家族成员与不
同部位结合,可对血管新生起到促进和抑制两种作用,这也取决于微环境、配体、受

体、调节因子的种类、浓度及各信号之间的相互作用，以及对其具体的作用方式进行调控。

3. 成纤维细胞生长因子（fibro-blast growth factors，FGF）

FGF 是一类由 FGF 基因家族编码的结构相关的蛋白质。bFGF 是一种强血管源性生长因子，可刺激成纤维细胞、血管内皮细胞、血管平滑肌细胞及神经细胞的生长，促进内皮细胞内蛋白酶的分泌，是促进血管新生的必要条件。

4. 血管生成素（angiopoietins，Ang）

Ang 是最具特征的血管内皮细胞生长因子，Ang 家族中 Ang-1 和 Ang-2 与血管新生关系密切，Tie2 是 Ang 家族的共同受体。Ang-1 与 Tie2 受体结合后使其磷酸化，诱导下游多条信号转导通路，维持内皮细胞稳定，调节血管生成。Ang-2 同样与 Tie2 受体特异性结合，促进血管延长。实验证明，脑缺血卒中发生后梗死灶周边可见新生血管形成，2~7 天梗死灶周围有毛细血管重建，2~28 天逐渐发展成小血管，并可通过出芽和套叠的方式延伸到缺血中心区，Ang/Tie2 结合在此过程中起关键调控作用。

此外，还包括血小板衍生性生长因子和一氧化氮等促血管因子。

（二）抑制血管新生的生长因子及其作用机制

血管新生抑制因子的主要作用是抑制血管新生，常见的血管新生抑制因子主要有以下几种。

1. 凝血酶敏感蛋白（TSP）

TSP 是一类具有抗血管新生活性的分泌蛋白，主要分为两个亚群，其中 A 类包括三聚体 TSP-1 和 TSP-2，这两个三聚体是报道较多的抑制血管的新生因子，TSP-1 成为第一个被证实的内源性血管新生抑制因子。研究者分别利用体外功能实验证实了 TSP-1 对血管新生的抑制作用，其主要机制是：TSP-1 通过其 C 末端与 bFGF 结合，抑制 bFGF 与其受体的结合，而抑制内皮细胞的增生反应。TSP-1 还可以与主要分布在内皮细胞表面的自身受体 CD36 和 CD47 相互作用进而抑制血管生成。

2. 内皮生长抑制素（endostatin）

endostatin 最早在小鼠血管内皮细胞体外培养的上清液中发现的,它具有强大的抑制血管形成的功能。它是Ⅷ型胶原衍生的血管新生抑制因子。endostatin 蛋白的 N 末端含有一个锌结合结构域（zinc binding domain）和富含一个精氨酸的结构域,endostatin 通过这个富含精氨酸的结构域和肝素发生结合,当局部环境中 endostatin 表达升高时,它能在血管内皮细胞内抑制促血管新生信号的途径。同时上调抗血管新生通路,从而实现抑制血管新生的效果,这可能与干扰 FGF-2 诱导的信号传导途径,阻碍内皮细胞活力,诱导内皮细胞发生凋亡有关；也可能与 endostatin 能够与 VEGF 的受体 KDR/Flk-1 直接结合,抑制酪氨酸受体磷酸化和下游信号 ERK,p38 MAPK 及 FAK 激活,从而抑制 VEGF 表达而抑制血管新生有关。

除此之外,endostatin 可通过 Caspase 信号通路促进内皮细胞凋亡来抑制血管新生,这与细胞表面整合素 $\alpha 5$ 和 αv 等相互作用有关。endostatin 还可抑制细胞周期蛋白 D1 的转录活性,从而抑制 bFGF 和 VEGF 介导的细胞增生。

3. 色素上皮细胞衍生因子（pigment epithelium-derived factor,PEDF）

PEDF 在 20 世纪 80 年代末,从胎儿视网膜色素上皮细胞培养的上清液中被发现并分离提纯,具有广泛的组织学分布。1999 年,在 *Science* 上第一次证实 PEDF 对血管新生的抑制作用。PEDF 能够明显的抑制促血管新生因子 VEGF 和 bFGF 的表达,这种抑制作用强于内皮抑素和 TSP-1 等,提示即使在缺氧环境下,PEDF 对所引起的血管新生也具有抑制作用。

4. 金属蛋白酶组织抑制因子（tissue inhibitor of metalloproteinase,TIMP）

TIMP 是一类结合在细胞外基质上,能够抑制基质金属蛋白酶活性的内源性因子。TIMP-1 等可通过减少血管新生而抑制多种原位肿瘤的生长和转移,TIMP-2 可通过与其受体整合素 $\alpha 3\beta 1$ 结合,抑制体外生长因子引起的内皮细胞增生和体内血管新生。TIMP-3 抑制血管新生的作用机制,除了依赖抑制金属蛋白酶活性之外,还可以直接与 VEGF 的受体 KDR 结合,阻滞 VEGF 与受体的结合和下游信号激活,从而抑制内皮细胞增殖。

5. 血小板第Ⅳ因子(platelet factor 4, PF4)

PF4 是一种在血小板聚合过程中由 α 颗粒分泌的具有肝素亲和性的蛋白,属于 CXC 趋化因子家族。研究者通过鸡胚绒毛尿囊膜实验发现,重组的 PF4 因子能够呈现剂量依赖而抑制血管新生,PF4 抑制血管生成的能力与其结构中 C 末端及肝素结合域相关。一般情况下,当 C 末端有 ELR 结构存在时,PF4 仍然能够抑制 VEGF 或 bFGF 与内皮细胞上受体的结合,从而抑制血管新生。

四、细胞外基质

血管新生的关键环节与内皮细胞的运动和直接迁移有关,具体机制复杂,主要由几类蛋白调控:①整合素,对新生血管的形成和稳定尤为重要;②基质-细胞蛋白,如血栓黏合素-1(thrombospondin-1)、SPARC 和细胞黏合素 C,它们可以引起细胞与基质的相互作用失衡,发挥促进血管新生作用;③蛋白水解酶,如纤溶酶原激活剂和基质金属蛋白酶,它们在内皮细胞迁移过程中发挥重要作用。此外,这些蛋白水解酶水解细胞外基质所产生的水解片段均可以抑制血管新生。如内皮抑素,可抑制内皮细胞增殖和血管新生。

五、血管新生相关疾病

在生理条件下,机体大部分的血管处于静息状态,但体内内皮细胞仍保有分裂潜能,当机体发生损伤时,其为血管进行修复奠定基础。当机体受到某些刺激时,血管新生会被激活或被抑制,此时机体内血管新生平衡被打破,会出现两种可能性。一种是促血管新生因子的过度释放,与之相关的疾病有恶性肿瘤、部分眼科疾病和炎症性疾病。另一种是促血管新生激活不足,促血管生成因子被广泛认为是治疗缺血性心脏病及增强动脉内皮保护功能的强有力药物。同时斑块内的血管新生促进了动脉粥样硬化斑块的病变,并且是导致斑块破裂不稳定性的关键因素。因此,根据需要促进或抑制血管新生已经成为治疗很多疾病的重要策略之一。

（一）血管新生过度疾病

1. 血管新生与肿瘤

1971 年 Folkman 在《新英格兰医学杂志》上提出应用有效的策略来抑制驱动肿瘤血管生成的关键参与者，促使肿瘤"饿死"，从而发挥治疗作用。由于肿瘤需氧量增加，其局部往往出现缺氧而诱导组织血管新生，缺氧可促进缺氧诱导因子（hypoxia-inducible factor，HIF）的转录激活，并上调多种促血管新生因子的表达，从而促进血管新生。研究显示，肿瘤细胞及肿瘤基质细胞可通过自分泌和旁分泌产生大量 VEGF-A，促进肿瘤组织中的血管新生；肿瘤微环境中调节性 T 细胞可以分泌细胞因子 TGF-β 和 IL-10 等促进血管新生；肿瘤生长分泌的信号素 4D（semaphorin 4D，SEMA4D）可诱导表达其受体（plexin-B1）的内皮细胞进入肿瘤组织中，促进肿瘤增长和血管新生。因此，临床上应用血管生成抑制剂的目的，是阻断血液的供应来阻止肿瘤的增长与转移。

2. 血管新生与动脉粥样硬化

近年来，国内外很多学者一直关注血管新生在心血管疾病和动脉粥样硬化中发挥的不同作用。动脉粥样硬化的继发性改变中，斑块破裂可引发急性冠脉综合征，这与斑块内的新生血管破裂有关。Barger 等人发现在动脉粥样硬化患者的冠状动脉中存在大量斑块，斑块内的众多新生微血管为继发改变提供了病变基础，这也是易损斑块导致出血的组织病理学特征。这些新生血管具有较弱的完整性，易引起斑块内出血事件。因此，抑制斑块内血管新生是稳定斑块，防止出现急性心血管事件的重要环节。

（二）血管新生不足的相关疾病

自 2000 年美国心血管病年会上提出"治疗性血管新生疗法"，研发促血管新生的治疗药物一直是研究热点。研究表明，经促血管新生治疗后，心脏缺血区域的血管新生数量有所增加，随着血流量增加，梗死区域面积缩小，心肌细胞凋亡和坏死的程度明显降低，心脏射血分数增加，这称为"药物性心脏自身搭桥"。可能的机制是 VEGF 与 bFGF 共同促进血管内皮细胞的增殖分化,激活缺血区域新生血管的形成,从而迅速且有效地促进心肌缺血区域侧支循环的重新建立,产生较好的临床益处。在缺血性心脏疾病中,通过刺激血管新生来治疗心肌缺血和周围血管病是很有前途的治疗途径。

参考文献

[1]Rivron N, Pera M, Rossant J, et al. Debate ethics of embryo models from stem cells[J]. Nature, 2018, 564(7735): 183 - 185.

[2]Vagnozzi R J, Maillet M, Sargent M A, et al. An acute immune response underlies the benefit of cardiac stem cell therapy[J]. Nature, 2020, 577(7790): 405 - 409.

[3]Matsuda M, Yamanaka Y, Uemura M, et al. Recapitulating the human segmentation clock with pluripotent stem cells[J]. Nature, 2020, 580(7801): 124 - 129.

[4]Wuelling M, Vortkamp A. A newly discovered stem cell that keeps bones growing[J]. Nature, 2019, 567(7747): 178 - 179.

[5]Yamanaka S, Blau H M. Nuclear reprogramming to a pluripotent state by three approaches[J]. Nature, 2010, 465(7299): 704 - 712.

[6]朴英杰. 去分化与细胞组织损伤再生[J]. 第一军医大学学报, 2004(7): 736 - 737.

[7]刘彤,付苏,穆大力,等. 细胞自噬现象对自体脂肪移植成活与再生的影响[J]. 中国美容整形外科杂志, 2020, 31(2): 86 - 88.

[8]唐业东,张正红,唐宗浩,等. Wnt 信号通路在胚胎着床中的作用[J]. 中国医学科学院学报, 2018, 40(1): 91 - 97.

[9]宋洋柳. NOTCH 信号通路与先天性心脏病[J]. 国际儿科学杂志, 2019(6): 391 - 395.

[10]刘美麟,底煜,陈晓隆. Hedgehog 信号通路在视网膜细胞发育及病理性

血管生成中的作用[J].中华实验眼科杂志,2017,35(10):940-943.

[11]Brockes J P, Kumar A. Comparative aspects of animal regeneration[J]. Annual Review of Cell and Developmental Biology, 2008, 24: 525-549.

[12]Hutson T H, Di Giovanni S. The translational landscape in spinal cord injury: focus on neuroplasticity and regeneration [J]. Nature reviews Neurology, 2019, 15 (12): 732-745.

[13]Han Q, Xie Y, Ordaz J D, et al. Restoring cellular energetics promotes axonal regeneration and functional recovery after spinal cord injury[J]. Cell Metabolism, 2020, 31(3): 623-641. e8.

[14]Karthaus W R, Hofree M, Choi D, et al. Regenerative potential of prostate luminal cells revealed by single-cell analysis [J]. Science, 2020, 368 (6490): 497-505.

[15]Alrefai M T, Murali D, Paul A, et al. Cardiac tissue engineering and regeneration using cell-based therapy[J]. Stem cells and cloning: advances and applications, 2015, 8: 81-101.

[16]Kopan R, Ilagan M X. The canonical Notch signaling pathway: unfolding the activation mechanism[J]. Cell, 2009, 137(2): 216-233.

[17]Artavanis-Tsakonas S, Rand M D, Lake RJ. Notch signaling: cell fate control and signal integration in development[J]. Science, 1999, 284(5415): 770-776.

[18]Reya T, Clevers H. Wnt signalling in stem cells and cancer[J]. Nature, 2005, 434(7035): 843-850.

[19]Nusse R. Wnt signaling and stem cell control[J]. Cell research, 2008, 18 (5): 523-527.

[20]Gulino A, Di Marcotullio L, Ferretti E, et al. Hedgehog signaling pathway in neural development and disease [J]. Psychoneuroendocrinology, 2007, 32 Suppl 1: S52-S56.

[21]Bikfalvi A. History and conceptual developments in vascular biology and angiogenesis research：a personal view[J]. Angiogenesis, 2017, 20(4)：463 –478.

[22]Hamming L C, Slotman B J, Verheul HMW, et al. The clinical application of angiostatic therapy in combination with radiotherapy：past, present, future[J]. Angiogenesis,2017, 20(2)：217 –232.

[23]Panagittis Mistriotis, Stelios T Andreadis. Vascular aging：molecular mechanisms and potential treatments for vascular rejuvenation[J]. Ageing Res Rev,2017, 37：94 –116.

[24]Duc-Huy T Nguyen, Lin Gao, Alec Wong, et al. Cdc42 regulates branching in angiogenic sprouting in vitro[J]. Microcirculation,2017,24(5).

[25]张璐,付毅,孔炜. 血管新生抑制因子研究进展[J]. 转化医学研究,2013,3(3)：12 –27.

[26]刘炳男,周霞,张文倩,等. 血管内皮生长因子生物学功能及中医药治疗研究进展[J]. 实用心脑肺血管病杂志, 2019, 5(27)：12 –15.

[27]郭一凡,樊冰. 血小板对血管新生调节的研究进展[J]. 复旦学报(医学版), 2019, 46(4)：529 –533.

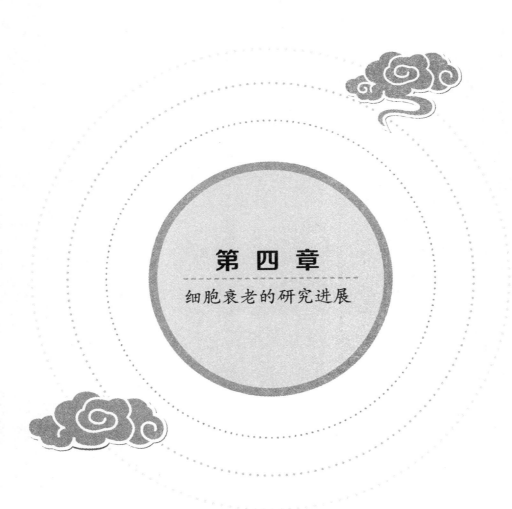

第四章

细胞衰老的研究进展

第一节　端粒与端粒酶

端粒(telomere)是存在于真核细胞染色体末端的特殊结构,由非转录短片段DNA(在人类为TTAGGG)的多次重复序列及一些结合蛋白组成。端粒通过T环(T-loop)、鸟氨酸四联体结构及端粒结合蛋白稳固地结合在染色体3'末端,以避免染色体被核酸酶或其他有害物质降解,防止染色体末端发生端-端融合和非正式同源重组,在基因组结构完整性及染色体稳定性等诸多方面发挥重要作用。正常情况下,体细胞染色体末端的染色体会随着每次成功的细胞分裂进行性缩短,这是由于复制DNA的DNA聚合酶不能将线性染色体末端的DNA完全复制,因而导致端粒片段丢失。通常细胞每分裂一次,端粒将缩短50~200个核苷酸,直至细胞衰老不再分裂。因此,端粒的长度反映着细胞复制史及复制潜能,可以称为细胞的生命计时器。

端粒酶(telomerase)是由端粒酶逆转录酶(telomerase reverse transcriptase,TERT)、端粒酶RNA模板及端粒酶相关蛋白构成的核糖核蛋白复合物,是一种具有端粒特异性的末端转移酶。人端粒酶RNA模板属于单拷贝基因,约由455个核苷酸组成,能够在缺乏DNA模板的情况下以自身RNA为模板合成端粒片段,并将其连接于染色体末端,恢复和稳定染色体末端的端粒长度。端粒酶通常只表达于需要长期复制的生殖细胞和干细胞中,这类细胞分裂后缩短的端粒可被细胞内有活性的端粒酶所恢复,并保持在一定的长度。而绝大多数分化成熟的体细胞,则不表现有端粒酶活性。

2009年诺贝尔生理学或医学奖授予了Elizabeth Blackburn、Carol Greider和Jack Szostak三位科学家,以表彰他们"发现端粒和端粒酶是如何保护染色体的"这一成果。近年来对人类疾病过程的研究阐明了端粒和端粒酶在衰老及衰老相关的疾病或病理过程中,如肿瘤、免疫功能缺陷、多种退行性疾病和抑郁症等发挥了重要的生物学作用。目前认为端粒缩短既可能是促进疾病发生和发展的原因,也可能是疾病进展的结果,在某些情况下还可能会与其他疾病过程相互作用,形成恶性循环。

一、端粒/端粒酶与衰老

衰老是机体的形态、结构和功能随年龄的增加而呈现的衰退性改变的过程,它虽然不是一类疾病,却是很多疾病的独立危险因素。衰老发生的机制尚无定论,主要与 DNA 损伤的积累和端粒长度的进行性缩短有关。目前,端粒学说是国际上较为公认的衰老学说,该学说证实了端粒缩短是细胞衰老的生物学标志,可以解释多数分化成熟的体细胞的老化过程。端粒长度在一定程度上反映了细胞的增殖能力,可以说是生物体的"年轮"和细胞衰老的"生命之钟",负责调控细胞的寿命。多数高度分化的体细胞端粒酶含量很低,甚至检测不到端粒酶活性,因此不能补偿细胞复制时丢失的少量端粒 DNA,导致端粒长度不断缩短。当端粒变得非常短或受到严重的损伤时,失去保护的端粒就会发出一种持续的 DNA 损伤信号,导致转录谱的改变,细胞衰老或死亡。

作为保护染色体的端粒其本身非常容易受到损伤。首先,端粒 DNA 末端富含丰富的鸟嘌呤,因此比一般基因组更容易发生氧化应激反应,自由基、O_2^- 和 H_2O_2 等对 DNA 产生损伤效应。此外,端粒结合的保护蛋白可能阻断或破坏 DNA 的修复过程,致使端粒损伤引起的持续信号不能被解决。事实上,除非依靠端粒酶,这种损伤是很难以其他方式被解决。但是如前所述,端粒酶在成体细胞中的作用非常有限。这似乎与端粒的作用相悖,事实上端粒可能是对基因组稳定性造成威胁问题的"第一反应者",在遗传信息编码序列受损之前,改变细胞的反应,以保护重要信息不被破坏。

在实验动物模型的研究中发现,端粒维持不足会导致动物表现衰老表型,但这一结果只是通过敲除端粒维持基因来证明的。例如,端粒酶成分或端粒保护蛋白完全缺失的基因型小鼠,在端粒缩短到失去保护作用后,特征性地加速了衰老表型的出现。端粒维持的单基因遗传疾病也清楚地表明,无保护的端粒是人类衰老和衰老疾病发生的重要原因。这些疾病是由于遗传的突变破坏了端粒的功能而引起的,通常在体内表现为非常短的端粒。由于端粒过度缩短,导致端粒帽盖和保护的缺失,端粒受损所产生的信号引起了衰老和相关疾病的表型。目前已知的会发生这种单基因失活的基因共有 11 个,每一个突变的基因在分子功能上都直接与端粒维持相关。这些基因编码端粒酶组件(TERC、TERT、DKC1、NOP10、NHP2 和 WRAP53 等)或端粒结合蛋白(TINF2、RTEL1、POT1、CTC1 或 TPP1 等),它们在端粒保护中都是不可或缺的。小鼠端粒酶缺乏症模型通常需要几代才能使其逐渐缩短的端粒达到导致表现相关表型的程度。类似地,单基因型人类端粒综合征的一个特征是遗传预期,在一个家族谱系中,突变携带者的后代相继较早地发生疾病,而且疾病的类型在后代中也具有不同的特征。特别是在这类家族的后代中,早逝是必然的结果。从这些观察结果中可以看出较短的端粒本身是出现疾病表型的主要机制。值得注意的是,非携带者后代从患病的携带者父母那里继承了短的端粒时,也会发生相关疾病。

人类端粒长度的遗传率估计范围为 30% ~ 80%。如前所述,极短的端粒在端粒综合征突变家族中遗传。在一般人群中,除了传统的遗传因素外,端粒通过亲代配子的直接遗传可以占端粒长度估计遗传力的相当大一部分。此外,非遗传因素,包括表观遗传对端粒维持的影响也是相当重要的。长期的精神压力可能是导致端粒缩短的一个重要原因。严重的抑郁症患者的端粒长度较短,尤其是严重程度较深且持续时间较长者。生活方式也会影响端粒的长度,如吸烟、酗酒、肥胖、不健康饮食(如高胆固醇、高糖、高热量)等可通过氧化应激或慢性炎症导致端粒损耗加速。人类研究的早期观察证据表明,健康行为可能缓冲会压力或抑郁对端粒长度的影响,并且在某些情况下,行为干预可能改善端粒的维持。总之,非遗传因素和遗传因素对端粒长度的影响是潜在且强大的,两者相互作用的具体分子机制尚有待探索。

二、端粒/端粒酶与肿瘤

几乎所有的恶性肿瘤细胞都具有较高的端粒酶活性,端粒酶活性增高使缩短的端粒得以恢复,肿瘤细胞无限增殖。事实上,在肿瘤多步骤演进的不同阶段,端粒酶的表达水平也不相同。在早期阶段,肿瘤细胞中端粒酶的活性并未有明显增高,因此起始肿瘤细胞通常会经历端粒缺失诱导的生存危机,相反在肿瘤形成的晚期肿瘤细胞则表达较高水平的端粒酶。端粒酶活性的延迟出现有助于产生促进肿瘤演进相关的突变,这些突变赋予肿瘤细胞无限制增殖的能力,最终导致肿瘤的发生。

人端粒酶逆转录酶基因(*TERT*)近端的启动子突变目前被认为是癌症中最常见的非编码突变。例如,绝大多数原发性黑素瘤(67%～85%)、胶质母细胞瘤(28%～84%)、脂肪肉瘤(74%～79%)和移行细胞癌(47%)等恶性肿瘤中都含有*TERT*启动子突变。这种突变通过将*TERT*启动子内的保守区域转化为*ETS*转录因子结合位点,激活端粒酶活性,以维持晚期恶性肿瘤细胞的无限分裂增殖。*TERT*启动子突变似乎在细胞更新率不高的组织中更为常见,但也有例外,如口腔癌则存在*TERT*启动子突变。然而在一些常见的癌症,如肺癌、结肠癌、卵巢癌、食管癌、胰腺癌、乳腺癌和前列腺癌,却没有或只有很小比例(<10%)的*TERT*启动子突变。因此,*TERT*启动子突变与端粒长度维持之间因果关系的分子机制尚存争议。同时,可能还有其他机制激活端粒酶,如基因组扩增、重排或*TERT*基因剪接的改变等。

端粒酶的活性与肿瘤的进展和预后密切相关,端粒酶活性较低的肿瘤预后相对较好。此外,有研究发现一些肿瘤中没有端粒酶活性,而这往往会导致此类肿瘤可能出现自然消退的现象。这些现象说明端粒酶激活并不是肿瘤发生的必要因素,但端粒维持则是肿瘤持续生长所必需的。在几乎所有的人类癌症中,癌细胞的永生都是通过端粒酶的重新激活或上调来实现的。此外,还有另外一种涉及端粒之间DNA重组的机制,可逆转端粒缩短而使细胞永生化,这种机制被称为端粒选择性延长(alternative lengthening of telomeres,ALT)。ALT途径在癌中不常见,但在软组织肉瘤和其他一些不太常见的肿瘤类型中时有出现,目前尚无针对ALT途径的直接治疗措施。

端粒及端粒酶的状态在肿瘤细胞和正常细胞中的差异,使其可能成为天然有效的抗肿瘤治疗靶标。目前已开发的靶向端粒酶的结构及调控途径的抗肿瘤药物多达数十种,其中研究较为广泛且已经进入临床试验阶段的主要包括以下 3 类:以 GRN163/GRN163L(伊美司他)为代表的针对人端粒酶逆转录模板 RNA 的反义寡核苷酸,以 BIBR1532 为代表的针对人类端粒酶催化亚基(hTERT)的小分子抑制剂和以 GV1001 为代表的针对 hTERT 的免疫治疗。

端粒酶抑制剂作为一种靶向癌细胞的药物备受关注,主要是因为端粒酶在肿瘤细胞中异常的高表达。然而,理解这类药物作用的关键是,只有在癌细胞通过持续增殖充分缩短其端粒,从而导致其进入危机并死亡后,这种抑制作用才会显现。因此,从理论上说,阻止肿瘤生长的时间取决于癌细胞端粒的原始长度。因为在接收到生长抑制或死亡信号之前,癌细胞将持续的增殖,这也决定了端粒酶抑制剂不太可能像一线治疗措施一样有效,但在通过常规手术、放疗、一般化疗甚至靶向治疗完成初步控制后,端粒酶抑制剂更有可能在控制残余疾病(维持治疗)方面发挥重要作用。由于一些造血增殖细胞发挥调节端粒酶活性,临床试验观察到此类药物会产生血小板减少等毒副作用。端粒酶抑制剂在广泛应用到临床前尚需更多的验证研究和临床试验。

三、总结与展望

人类端粒的维持既会降低许多与衰老相关的疾病风险,也会增加一些不常见但致命的肿瘤风险,在两者之间进行着微妙的权衡。因此,临床上未经证实的一些声称能提高端粒酶活性的药物,从长远来看可能会产生致癌风险。端粒长度维持的遗传决定因素和非遗传决定因素如何相互作用,如何与其他疾病病因相互作用,从而成为疾病风险的限速因素,尚需深入研究。目前对影响人类端粒长度的相互作用机制的研究尚处于起步阶段,持续的机制研究将增进对端粒维持的可塑性的了解,并确定何时及如何干预可以有效地影响人类疾病和健康。在精准医学研究的新时代,端粒生物学说作为一个强有力的交互因素,有助于临床健康监测和疾病评估。同时,将其他预测因子,如基因组关联、临床、行为和疾病数据等与端粒长度测量相结合,以确定是否能提高疾病进展和结果的预测精度也是非常重要的。

第二节　细胞凋亡

一、细胞凋亡的概述

细胞凋亡(apoptosis)是指体内外因素触发细胞内预存的死亡程序而导致的活体内单个细胞的程序性死亡(programmed cell death，PCD)。凋亡是多因素、多阶段和多基因主动调控的复杂过程，即细胞首先在凋亡诱导相关因素的作用下启动信号转导，进而按预定程序合成执行凋亡所需的多种酶，如半胱氨酸、天冬氨酸蛋白酶家族和核酸内切酶。然后通过级联反应降解底物导致细胞凋亡，从而呈现凋亡的形态学(凋亡小体形成)和生物化学(DNA 片段化)特征。

细胞凋亡是生命的基本现象，在多细胞生物的组织分化，器官的发育及老化、损伤及突变细胞的清除，进而维持机体稳态方面具有重要意义：①在胚胎发育阶段，细胞凋亡可清除多余的或已完成使命的细胞，以保证胚胎的正常发育；②在成年阶段，细胞凋亡可清除衰老或病变的细胞，以保证机体组织内正常细胞群的稳定。而细胞凋亡的异常可导致肿瘤、获得性免疫综合征、自身免疫性疾病、神经退行性疾病等多种疾病的发生与发展。

细胞凋亡的研究历史包括以下 4 个阶段。①凋亡概念的形成阶段：1842 年，Carl Voget 首先发现了细胞凋亡现象。20 世纪 60 年代，细胞凋亡的研究进入了基因水平，Sydney Brenner、H. Robert Horvitz 和 John E. Sulston 发现了在器官发育和程序性细胞死亡过程中的基因规则，这 3 位科学家也因此被授予 2002 年诺贝尔生理学或医学奖。1972 年，Kerr、Wyllie 和 Currie 3 位科学家首次提出了"细胞凋亡"的概念，宣告了对细胞凋亡探索的真正开始。②细胞凋亡的形态学及生物化学研究阶段：1972 年，Wyllie 等发现凋亡细胞具有细胞皱缩、染色质凝集、凋亡小体形成等形态学特征。1980 年，Wyllie 进一步发现凋亡细胞存在 DNA 片段化特征，其发生与内源性核酸内切酶的激活有关。③细胞凋亡的分子生物学研究阶段：1988 年，Vaux 等发现 *Bcl*-2 基因发挥了抑制凋亡的作用。1993 年，Miura 等开启了凋亡蛋白酶活化的研究。此后,细胞凋亡相关基因及调控、细胞凋亡的信号转导、与细胞凋亡相关的各种分子及其相互作用和相互关系的研究逐渐明朗。④细胞凋亡临床应用的基础研究阶段:自1973年,Danilevicius提出凋亡在肿瘤增殖中发挥重要作用以后,细胞凋亡逐渐成为肿瘤病因学、病理学的研究热点。随着人们对凋亡认识的不断深入,凋亡在疾病中的作用及新疗法的探索和问世方面也取得了长足进步。研究早期,人们将"细胞凋亡"的概念等同于"程序性细胞死亡",但随着对程序性细胞死亡研究的深入,发现两者并不对等,凋亡仅是程序性细胞死亡的一种常见类型。

二、细胞凋亡的形态学与生物化学特征

(一)细胞凋亡的形态学特征及基于形态学特征的凋亡检测方法

1.细胞凋亡的形态学特征

细胞凋亡的形态学特征主要表现如下。①细胞皱缩:表现为胞质致密,水分减少,嗜酸性增强,细胞表面微绒毛消失,且凋亡细胞与周围正常细胞群分离。②染色质凝聚:染色质浓集成致密团块(固缩),或集结排列于核膜内侧(边集),随后胞核裂解成碎片(碎裂)。③凋亡小体形成:细胞骨架结构降解,引起胞膜内陷或生出芽突并脱落,形成含细胞质膜、核碎片、细胞器成分的膜包被囊泡,即凋亡小体(apoptosis body),这是细胞凋亡的重要形态学标志。④质膜完整:凋亡细胞因其质膜完整,细胞内容物不能释放,阻止了其他细胞分子与之识别,故不引起周围炎症反应,也不诱发周围细胞的增生修复。根据细胞核的形态学改变,可将细胞凋亡分为3期:凋亡Ⅰ期,细胞核呈波纹状(rippled)或折缝样(creased),部分染色质表现为浓缩状态;凋亡Ⅱa期,细胞核染色质高度凝聚、边缘化;凋亡Ⅱb期,细胞核裂解为碎片块,产生凋亡小体。

2.基于形态学特征的凋亡检测方法

通常采用以下方法进行形态学观察,以判断细胞凋亡的发生。①光学显微镜和倒置显微镜观察:直接观察未染色细胞的皱缩、变圆、脱落现象,吉姆萨或瑞氏染色后,观察凋亡细胞染色质的形态和凋亡小体。②荧光显微镜和共聚焦激光扫描

显微镜观察:采用 Hoechst 33342、Hoechst33258、DAPI 或吖啶橙(AO)等亲核染料染色后,于荧光或共聚焦显微镜下观察,是否存在染色质固缩、边集及凋亡小体。荧光(AO 染色为黄绿色荧光,余者为蓝色荧光)的强度和分布可间接反映细胞核及染色质的状态。③电子显微镜观察:扫描电镜可见凋亡细胞体积变小,胞质浓缩,表面形成突起,透射电镜观察可见不同凋亡阶段的超微形态学变化。凋亡 I 期,细胞核染色质高度盘绕,出现许多空泡结构,即气穴现象(cavitations);凋亡 II a 期,染色质高度凝聚、边缘化;凋亡 II b 期,细胞核裂解为碎块,产生凋亡小体。④Annex-inV-FITC/PI 双染色法:细胞凋亡早期,原本位于细胞膜内侧的磷脂酰丝氨酸(phosphatidylserine,PS)外翻至细胞膜表面。AnnexinV 作为 Ca^{2+} 依赖性的磷脂结合蛋白,可在高 Ca^{2+} 环境下与 PS 进行特异性、高亲和性结合。因此,荧光素 FITC 标记的 AnnexinV 作为荧光探针,可通过流式细胞仪或荧光显微镜,检测细胞表面的 PS 分布情况。早期凋亡细胞的胞膜完整,而凋亡中、晚期细胞和坏死细胞的膜通透性均升高。碘化丙啶(propidine iodide,PI)是一种不能透过完整细胞膜的核酸染料,因此 FITC 标记的 AnnexinV 与 PI 相结合进行双染色,可用于区分早期凋亡、中晚期凋亡和坏死。由此可见,基于形态学变化可以通过多种方法检测凋亡。然而,凋亡细胞碎片的表面标志分子,如血小板反应素、黏附糖蛋白,有利于被周围巨噬细胞及其他细胞的识别、吞噬和清除。凋亡细胞的吞噬搬运过程非常有效而迅速,凋亡细胞很快消失,不留痕迹,也不引起炎症反应,不易通过形态学观察凋亡细胞的变化。因此,凋亡的检测还需要其他多种方法的参与,综合分析结果,从而明确是否发生凋亡,以及凋亡的进程(图 4 - 1)。

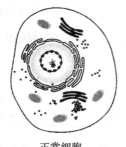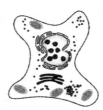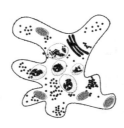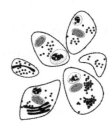

| 正常细胞 | 染色质凝聚 | DNA片段化及膜起泡 | 凋亡小体 |

图 4 - 1　细胞凋亡的形态学变化

（二）细胞凋亡的生物化学特征及基于生物化学特征的凋亡检测方法

1. 细胞凋亡的生物化学特征

细胞凋亡过程的典型生物化学特征是含半胱氨酸的天冬氨酸蛋白酶（cysteinyl aspartate specific proteinase，Caspase，凋亡蛋白酶）及核酸内切酶活化。凋亡蛋白酶和核酸内切酶作为凋亡程序的主要执行者，可引起蛋白质的降（裂）解及 DNA 片段化，导致细胞凋亡。

（1）Caspase 的活化

Caspase 的活化是凋亡的主要生化特征。Caspase 家族是一组活性中心含半胱氨酸且对底物天冬氨酸部位有特异性水解作用的蛋白酶，又称半胱天冬酶。目前，已经发现的 Caspase 家族至少包括 15 个成员，根据其作用特点分为 3 个亚类。①白细胞介素-1β 转换酶（interleukin-1β converting enzyme，ICE）亚类：包括 Caspase-1、Caspase-4、Caspase-5、Caspase-11、Caspase-12、Caspase-13 和 Caspase-14，主要在炎症反应中发挥作用。②凋亡起始亚类：包括 Caspase-2、Caspase-8、Caspase-9 和 Caspase-10，主要在凋亡起始中发挥关键作用。③凋亡效应亚类：包括 Caspase-3、Caspase-6 和 Caspase-7，主要在凋亡执行过程中发挥作用，其中 Caspase-3 为凋亡关键执行分子。Caspase 家族在凋亡过程中发挥着必不可少的作用，是导致细胞凋亡的直接因素。细胞凋亡的过程实际上是凋亡相关 Caspase 不可逆的有限水解底物的级联放大反应过程。Caspase 的活性是在翻译后水平进行调控的，即最初细胞产生的 Caspase 是以前体（酶原，pro-Caspase）形式存在，并由原结构域、小亚基、大亚基 3 部分构成，需经过裂解、组装成异源二聚体才会具有酶活性。

在凋亡诱导因素的作用下，pro-Caspase 通过不同信号通路活化后，引发凋亡蛋白酶的级联反应，导致了细胞代谢和结构改变：①灭活凋亡抑制蛋白；②直接作用于细胞结构如半层结构，使之解体，引发染色质浓缩；③分解细胞骨架结构相关蛋白；④瓦解核结构使之成为核碎片，引发凋亡的特征性形态学改变；⑤裂解细胞周期蛋白、其他 Caspase 和凋亡小体；⑥将细胞膜内侧成分 PS 暴露于细胞表面等，最终不可逆地走向凋亡。

（2）基于 Caspase-3 活化的凋亡检测方法

Caspase-3 为凋亡关键效应分子,在蛋白酶级联切割过程中,Caspase-3 处于核心位置,其活化是凋亡发生的重要生化标志。相关检测方法主要如下。①Caspase-3 活性的检测:采用荧光酶联免疫吸附法（flurometricimmunosorbent enzyme assay, FIENA）检测。根据 Caspase-3 激活后可作用于特异性底物"乙酰化天冬氨酸－谷氨酸－缬氨酸－天冬氨酰胺（Ac-DEVD）",将荧光标记的该底物（Ac-DEVD-AFC）加入细胞,通过检测荧光裂解产物 AFC 的分解量或产生的荧光强度,以此评估细胞 Caspase-3 的活性。本法可用于各种体外细胞凋亡的诱导性研究,灵敏度高,特异性强,且与已知的 Caspases 无交叉反应。但在细胞凋亡晚期 Caspase-3 活性明显下降,因此该检测方法对于晚期凋亡灵敏度较差。②Caspase-3 蛋白含量的检测:采用蛋白免疫印迹法（western blot, WB）检测。Caspase-3 正常以无活性的 pro-Caspase-3 形式存在于胞质中,当接收到上游凋亡信号的刺激后,pro-Caspase-3（分子量 34 kDa）被剪切成活性状态的 cleaved-Caspase-3（分子量 17 kDa）,后者裂解相应的胞质、胞核底物,最终导致细胞凋亡。因此,利用蛋白印迹法检测 Caspase-3 的蛋白表达量,通过分析 cleaved-Caspase-3 与 pro-Caspase-3 的比值,从而间接判断细胞凋亡程度。

2. 内源性核酸内切酶激活与 DNA 片段化及其相关检测方法

（1）内源性核酸内切酶激活与 DNA 片段化

内源性核酸内切酶多为 Ca^{2+}/Mg^{2+} 依赖性酶,正常情况下以无活性的酶原形式存在于细胞核内,不会引起 DNA 断裂。凋亡诱导因素可通过信号转导,直接或间接提高 Ca^{2+} 和 Mg^{2+} 浓度,以激活内源性核酸内切酶。活化后的核酸内切酶可特异性作用于核小体连接区的 DNA,使其断裂形成 3' 末端含有羟基,长度为 180~200 bp（单个核小体长度）或核小体整倍数的寡核苷酸片段。DNA 片段化是判断凋亡发生的特征性生化指标。

（2）基于 DNA 片段化的凋亡检测方法

DNA ladder 的检测:采用常规琼脂糖凝胶电泳法检测。凋亡细胞的 DNA 被降解形成单个核小体长度或核小体整倍数长度的片段寡核苷酸片段,经琼脂糖凝胶电泳后,可形成特征性的梯状(ladder patten)DNA 条带,该方法适用于检测样本中存在较多凋亡细胞的情况。

原位缺口末端标记技术:即 TUNEL(TdT-mediated dUTP Nick-End Labeling)法,根据凋亡细胞 DNA 片段 3′末端均含有羟基的特点,可以利用末端脱氧核苷酸转移酶(terminal deoxynucleotidyltransferase,TdT)来催化 FITC、biotin 等标记的 dUTP,使其结合到 DNA 片段的 3′末端羟基,进而通过显微镜观察或流式细胞仪检测。由此可见,TUNEL 法是一种分子生物学与免疫组织化学相结合来进行原位检测凋亡细胞 DNA 片段的方法,适用于早期凋亡的检测。

DNA 含量的流式细胞学检测:荧光染料(如 PI)可与 DNA 特异性结合,且荧光染料的结合量与 DNA 含量呈正相关。故 PI 与 DNA 结合后,可以经线性放大和对数放大后分析 DNA 含量。凋亡细胞的 DNA 因被核酸内切酶裂解而减少,在标本制备过程中,细胞膜的完整性被破坏,凋亡细胞的 DNA 片段从细胞内流出亦可导致总体 DNA 含量减少。因此,在流式 DNA 直方图 G_0/G_1 期峰前会出现一个 DNA 含量减少的亚二倍体峰,即凋亡细胞峰,以此可判断凋亡的发生,而具有亚 G_1 期 DNA 的细胞与总细胞的比值可代表细胞凋亡发生的百分比。因此,该方法可实现对 DNA 片段的定量分析,其敏感度高,适合检测少量样本,小部分凋亡细胞,如临床活组织检查。

三、细胞凋亡的生物学过程及调节机制

(一)诱导细胞凋亡的相关信号

细胞凋亡的诱导因素属于凋亡程序的启动者,这些因素可以来自细胞外部(外源性)或细胞内部(内源性),也可以是生理性因素或病理性因素。

1. 生理性凋亡相关因素

某些激素或细胞因子的直接作用:如糖皮质激素是淋巴细胞凋亡的典型诱导

剂,甲状腺素促使蝌蚪尾巴凋亡性退化,TNF 家族可诱导多种细胞凋亡。

某些激素或细胞因子的间接作用:如睾丸组织发育不良使睾酮分泌不足,可以导致前列腺上皮细胞凋亡;腺垂体分泌的促肾上腺皮质激素不足,可促进肾上腺皮质细胞凋亡。

2. 病理性凋亡相关因素

促凋亡因素:一般认为能对细胞造成伤害的多种因素,如生物因素及射线、化学毒素、病毒感染、应激、化疗药物、营养的缺乏和过度等,都可诱发凋亡。

抑凋亡因素:某些因素,如各种化学促癌物、EB 病毒等,可抑制凋亡。

双重因素:在胚胎发育过程中,形态发生蛋白、生长因子和分化因子,既可促进凋亡,又可抑制凋亡。

上述因素能否诱导或者抑制凋亡发生,与其作用强度和持续时间等有关。

(二)凋亡的发生机制

基于细胞凋亡启动阶段及凋亡信号的来源不同,凋亡的发生机制主要分为外源性途径和内源性途径,具体包括:外源性死亡受体途径、内源性线粒体途径和内源性内质网途径。此外,在某些条件下颗粒酶 B(granzyme B)也可介导凋亡过程。

1. 外源性死亡受体途径

外源性死亡受体途径又称外源性信号途径,即各种外界因素作为细胞凋亡的启动剂,与细胞表面的死亡受体结合进而激活凋亡信号。死亡受体家族是一类跨膜蛋白,属于肿瘤坏死因子受体(tumor necrosis factor receptor,TNFR)超家族,其胞外区具有富含半胱氨酸的区域,胞内区有由同源氨基酸残基构成的且具有蛋白水解功能的"死亡结构域"(death domain,DD)。DD 是死亡受体途径的始动效应区,负责传递死亡信号。目前,在哺乳动物细胞中已发现至少 8 种死亡受体,包括 Fas(DR2、CD95、APO-1)、TNFR1(DR1、CD120a、p55、p60)、DR3-6、EDA-R 和 NGF-R。

死亡受体介导的凋亡信号转导主要有 3 条通路,即 Fas/FasL 途径、TNFR 途径和 TRAL 途径。当位于细胞膜上的死亡受体 Fas、TNF-R1 和 DR4/5 分别与其配体 Fas-L、TNF 和 TRAIL 结合后形成受体三聚体,引起死亡结构域 DD 的聚集。死亡受体以 DD 为中介域募集衔接蛋白,如 Fas 相关死亡结构域的蛋白(Fas-associated death domain,FADD)和/或 TNFR 相关死亡结构域(TNFR-associated death domain,TRADD),而衔接蛋白通过死亡效应结构域(death effector domains,DED)与 Caspase-8 前体(pro-Caspase-8)结合,形成死亡诱导信号复合体(death-inducing signaling complex,DISC)。结合的 DISC 使 pro-Caspase-8 形成寡聚体,促使自身降解、活化,继而释放至胞质,产生瀑布式反应,激活凋亡效应分子 pro-Caspase-3、pro-Caspase-6 和 pro-Caspase-7,引起细胞凋亡。与此同时,活化的 Caspase-8 还可激活 Bcl-2 家族的促凋亡因子,如去除 Bid 的氨基末端形成截短型的 Bid 片段(truncated Bid,tBid)。tBid 的羧基端片段从细胞质转位至线粒体,破坏线粒体膜的完整性,从而诱导 Cyto-C 释放而进入胞质,以此将死亡受体通路和线粒体通路联系起来,有效放大了凋亡信号的作用。但 TNF 与 TNFR1 的结合也能间接激活与细胞存活和炎症反应相关的转录因子,从而负调凋亡的进程。

2. 内源性线粒体途径

线粒体途径属于细胞凋亡的主要内源性途径。当细胞受到内部凋亡刺激因子,如癌基因活化、DNA 损伤、细胞缺氧、细胞生长因子缺失等的作用后,可激活细胞内线粒体途径,引起细胞凋亡。该途径主要通过干预 Bcl-2 家族蛋白,调节线粒体膜电位乃至线粒体外膜的通透性,引起线粒体内促凋亡蛋白的异位而导致凋亡,也可能涉及 CED-4/CED-3 样"凋亡体"的参与。

(1)Bcl-2 家族

Bcl-2 家族蛋白是线粒体相关凋亡因子释放的主要调节因子,因被首先发现于 B 淋巴细胞瘤-2(B-cell lymphoma-2)而得名。Bcl-2 家族分子中存在 4 种功能相关的 Bcl-2 同源结构域(Bcl-2 homology,BH),即 BH1、BH2、BH3 和 BH4,它们之间可相互作用,多种 Bcl-2 家族蛋白借此形成同源或异源二聚体。目前,已发现并鉴定出 20 余种 Bcl-2 家族成员,根据其在细胞凋亡中的作用,分为促凋亡蛋白和抗凋亡蛋白两大类。促凋亡蛋白包括含 BH1 ~ BH3 结构域的 Bak 亚家族,具体成员有 Bax、Bak、Bcl-XS 和 Bok;只含 BH3 结构域的 BH3-only 蛋白亚家族,具体成员有

Bad、Bid、Bik、Bim、Bmf、Pu-ma、Noxa 和 Hrk。抗凋亡蛋白包括属于含 BH1～BH4 结构域的 Bcl-2 亚家族，主要有 Bcl-2、Bcl-XL、Bcl-w、Mcl-1、Bfl1/A-1 和 Bcl-B。大多数 Bcl-2 家族成员作用于线粒体的外膜，少数成员如 Bid、Bad、Bax 存在于胞质中。Bcl-2 亚家族的 Bcl-2 蛋白广泛存在于多种细胞的细胞膜内表面、线粒体内膜、内质网和核膜等处，是第一个被确定的抑凋亡基因。Bcl-2 抗凋亡的机制包括：①抗氧化；②抑制线粒体释放 Cyto-C 和凋亡诱导因子 ALF 等促凋亡蛋白；③抑制 Bax 和Bak 的促凋亡作用；④抑制凋亡相关酶 Caspases 激活；⑤维持细胞内钙稳态。

目前，关于 Bax 和 Bak 的激活方式，存在两种假说，即直接激活模式和间接激活模式。①直接激活模式：BH3-only 蛋白分为激活蛋白和激敏蛋白。未接受凋亡信号的激活蛋白和抗凋亡蛋白结合，抑制激活蛋白激活 Bax 和 Bak；当接收到凋亡信号时，激敏蛋白与抗凋亡蛋白相结合释放出激活蛋白，后者直接激活 Bax 和 Bak的活性。②间接激活模式：在一般情况下，Bax 和 Bak 的活性被抗凋亡蛋白所抑制。当 BH3-only 的家族成员接收到凋亡信号后，抗凋亡蛋白的活性受到抑制，从而间接激活 Bax 和 Bak 的活性。总之，Bcl-2 家族蛋白在细胞凋亡过程中，由其促凋亡成员和抗凋亡成员之间相互协调发挥作用，主要通过线粒体途径，即控制线粒体外膜的通透性决定细胞死亡的阈值。

（2）线粒体途径介导的凋亡过程

线粒体是细胞凋亡的调控中心。射线、化疗药、氧化应激及钙稳态失衡等多种凋亡诱导信号均可作用于线粒体膜，通过干预 Bcl-2 家族中 BH3-only 蛋白亚家族与 Bax 亚家族成员的相互作用，使后者寡聚并插入线粒体膜，导致线粒体膜通透性转换孔（MPTP）开放，线粒体跨膜电位明显下降，膜通透性升高，进而线粒体内促凋亡因子 Cyto-C、凋亡诱导因子（apoptosis induce factor，AIF）、衔接蛋白凋亡蛋白酶激活因子（apoptosis protease activating factor，Apaf-1）、SMAC/DIABLO、HTRA2/OMI/ENDOG 等释放入胞质，并通过如下机制促进凋亡。①Cyto-C 的释放是线粒体凋亡途径的关键步骤：Cyto-C 分子上存在 Apaf-1 的结合位点，在 ATP/dATP 存在的情况下，Cyto-C 能通过该结合位点与 Apaf-1 结合，进而 Apaf-1 通过其氨基端的 Caspase

募集结构域(Caspase recruitment domain, CARD)募集、结合胞质中的 Caspase-9 前体(pro-Caspase-9),形成凋亡复合体(apoptosome)。并将 Caspase-9 前体活化,进而通过级联反应将下游的 Caspase-3、Caspase-6 和 Caspase-7 前体等活化,切割细胞的 α-tubulin、Actin、PARPA、Lamin 等超过 100 种底物,激活核酸内切酶导致 DNA 片段化,作用于细胞骨架蛋白,导致 DNA 修复作用丧失,最终导致细胞凋亡。②AIF 促进凋亡的发生:从线粒体释放入胞质的 AIF 通过促进线粒体释放 Cyto-C,增强细胞凋亡的信号,并可快速激活核酸内切酶,引起细胞核中的染色体凝聚,DNA 片段化及促进凋亡小体的形成。③SMAC/DIABLO、HTRA2/OMI 解除凋亡抑制蛋白的抑制作用:凋亡抑制蛋白(IAP)可通过抑制 Caspase-3 和 Caspase-7 的激活从而抑制细胞凋亡。从线粒体释放到胞质的 SMAC/DIABLO 和 HTRA2/OMI 可与 IAP 结合,解除 IAP 的抑制作用,间接促进凋亡。上述途径受到 Bcl-2 等凋亡负调蛋白的抑制,以阻断凋亡的发生或者减轻凋亡的程度。

(3)基于线粒体膜电位的细胞凋亡检测

线粒体膜势能的检测 JC-1 法:线粒体膜电位下降是基于线粒体途径启动凋亡的早期标志性事件。JC-1 是检测线粒体膜电位的一种荧光标记染料,其可在线粒体内呈电势依赖性的积聚。当线粒体膜电位较高时,JC-1 聚集在线粒体基质中形成聚合物并产生红色荧光;当线粒体膜电位较低时,JC-1 无法聚集在线粒体基质中,表现为单体形式而产生绿色荧光。不同荧光颜色的转变反映线粒体膜电位的变化,通常用红、绿荧光的相对比例衡量线粒体去极化的比例,并以绿色荧光判断基于线粒体途径的早期凋亡。

Cyto-C 的定位检测:Cyto-C 释放是基于线粒体途径启动凋亡的关键步骤。正常情况下,Cyto-C 存在于线粒体内膜和外膜之间的腔中,线粒体途径激活时,Cyto-C 从线粒体释放至细胞液,启动 Caspase 级联反应,即 Cyto-C/Apaf-1 复合物激活 Caspase-9,后者再激活 Caspase-3 和其他下游 Caspase。细胞色素 C 氧化酶亚单位Ⅳ(cytochrome c oxidase subunit Ⅳ,COX4)是定位在线粒体内膜上的膜蛋白,凋亡发生时,它被保留在线粒体内,因此是线粒体富集部分一个非常有用的标志。从细胞中分离出高度富集的线粒体部分,再进一步通过 Cyto-C 抗体和 COX4 抗体进行蛋白印迹法检测,以此判断 Cyto-C 和 COX4 的存在位置,从而判断凋亡的发生。

3. 内源性内质网途径

内质网不仅是细胞内蛋白质翻译、合成的主要场所,也是 Ca^{2+} 的主要储存库,在蛋白质合成、加工及维持细胞 Ca^{2+} 的稳定及细胞应激反应中发挥着关键作用。缺氧、饥饿、钙离子平衡失调和自由基侵袭及药物等,可导致内质网内 Ca^{2+} 失衡,错误折叠蛋白或非折叠蛋白增多,从而引起内质网应激反应(endoplasmic reticulum stress,ERS)。适度或短暂的 ERS 可减少细胞蛋白质合成,增加蛋白质折叠并维持 Ca^{2+} 稳态。但若细胞持续处于 ERS 状态,可分别以非折叠蛋白反应和 Ca^{2+} 信号作为起始信号,触动细胞内凋亡信号而引起凋亡。阿尔茨海默病、帕金森病等神经变性疾病,糖尿病,外伤性脑损伤,对乙酰氨基酚引起的肾小管损伤,多种肝损伤(包括非酒精性脂肪肝、胆汁淤积和酒精性肝病、乙型肝炎病毒和丙型肝炎病毒感染)等疾病的发病机制,均与 ERS 引起的凋亡有关。

(1)非折叠蛋白反应介导的细胞凋亡

蛋白质在 Bip/Grp78 和 Grp94 及折叠酶类等多种分子伴侣蛋白的协助下,在内质网腔内折叠后形成空间结构。若非折叠蛋白在内质网内沉积,则 Bip/Grp78 和 Grp94 等内质网伴侣蛋白的基因的转录上调,促进蛋白质折叠,并减少蛋白质翻译或将非折叠蛋白由内质网移入胞质并降解,以减少非折叠蛋白在内质网的沉积和聚集,该反应被称为非折叠蛋白反应(unfolded protein response,UPR),是细胞能够耐受内质网应激并得以生存的自身保护机制。但当细胞中出现长时间或高强度的 UPR 时,内质网上的跨膜蛋白 PERK、IREI 和 ATF6 在发挥作用的同时,亦可启动由 ERS 介导的 3 种细胞凋亡途径。①PERK 信号通路:双链 RNA 依赖的蛋白激酶样内质网激酶(PERK)是分布于内质网膜上的一种蛋白激酶。当蛋白质正常折叠时,PERK 与其分子伴侣葡萄糖调节蛋白 78(GRP78/BIP)结合形成稳定的复合物;当有蛋白质未正常折叠时,该蛋白质与 BIP/GRP78 结合,竞争性干扰 BIP/GRP78 与 PERK 结合,导致 PERK 被释放、激活。活化的 PERK 引起翻译起始因子 2 的 α 亚单位(elF-2α)磷酸化,后者诱导激活转录因子 ATF4 的转录表达,促进凋亡信号分子内质网应激的特异转录因子 C/EBP 同源蛋白(C/EBP homologous protein, CHOP)/GADD153 合成,进而促进凋亡。②IREI 信号通路:抑制物阻抗性酯酶(IREI)是一种内质网的蛋白激酶。当未正常折叠的蛋白质在内质网累积时,未折叠的蛋白质竞争性干扰 IREI 与伴侣蛋白 BIP/GRP78 结合,使 IREI-BIP/GRP78 复合物解离。释放的 IREI 通过寡聚化和反向自身磷酸化后被激活,进而招募、激活胞质调节蛋白肿瘤坏死因子受体相关因子-2(TRAF-2)。活化的 TRAF-2,一方面通过招募和激活 c-Jun N 端激酶,抑制 Bcl-2 家族中抑凋亡蛋白的活性;另一方面通过激活 Caspase-12 启动 Caspase 级联反应,从而介导细胞凋亡。③ATF6 信号通路:激活转录因子 6(ATF6)是内质网膜上的 Ⅱ 型跨膜蛋白。在非内质网应激状态时,ATF6 和 BIP 形成稳定复合物并以酶原形式分布于内质网膜上。内质网腔内未折叠蛋白的堆积使 BIP 和 ATF6 分离,ATF6 以囊泡方式转移到高尔基体,由高尔基蛋白酶 S1P 和 S2P 剪切激活,然后在核定位信号的牵引下迁移至细胞核,诱导包括 CHOP/GADD153 在内的内质网应激基因的转录表达。以上 3 条信号通路均可诱导产生 CHOP/GADD153。CHOP/GADD153 的激活是内质网反应的直接结果,在细胞生长、停止和死亡中发挥重要作用。

(2)Ca²⁺ 失衡介导的细胞凋亡

Ca²⁺ 既可促进有丝分裂,亦可作为促凋亡信使,发挥促凋亡作用,其发挥何种作用主要取决于 Ca²⁺ 存在的位置及其在胞质中的浓度。所有非肌细胞 Ca²⁺ 的储存、释放和摄取均受内质网的调节。在细胞正常运转情况下,主要通过 ryanodine 受体(RyR)和肌醇-1,4,5-三磷酸受体通道(IP₃R),将内质网腔内的 Ca²⁺ 释放入胞质,通过钙泵将胞质内 Ca²⁺ 摄取入内质网,共同维持内质网内 Ca²⁺ 的动态平衡。当内质网接收到应激信号时,内质网的 Ca²⁺ 稳态被打破,大量 Ca²⁺ 进入胞质和线粒体。一方面会影响线粒体及 Bcl-2 家族蛋白的活性;另一方面可活化钙激活中性蛋白酶(Calpain),使其从胞质转移至膜系统发挥蛋白水解作用,并切割 pro-Caspase-12 为 Caspase-12。定位于内质网外膜的 Caspase-12 是介导 ERS 凋亡的关键分子。内质网 Ca²⁺ 失衡或内质网蛋白的过量积累,是内质网凋亡途径的关键步骤,可诱导内质网膜 pro-Caspase-12 的表达,且诱导胞质 Caspase-7 转移到内质网表面,使其激活 pro-Caspase-12。而激活的 Caspase-12 可作用于 Caspase-9,后者进一步剪切激活 Caspase-3,从而引发细胞凋亡。

(3)基于凋亡内质网应激途径的指标检测

相关蛋白的水平:主要采用蛋白印迹法检测内质网应激介导的凋亡通路的相关蛋白,如 PERK/p-PERK、eIF2α/p-eIF2a ATF4、CHOP、GRP78、GRP94、Calpain-2、Caspase-12 和 Caspase-3 等的表达,综合考量 ERS 介导的细胞凋亡是否发生。

内质网 Ca^{2+} 浓度:内质网 Ca^{2+} 浓度升高将激活凋亡信号,诱导凋亡产生。

Mag-Fluo-AM 是一种 Ca^{2+} 低亲和性的荧光标记染料,可特异性地被内质网捕获,并与其中的 Ca^{2+} 结合。Mag-Fluo-AM 与 Ca^{2+} 结合后,其荧光强度显著增强并与 Ca^{2+} 浓度呈正相关。因此,根据 Mag-Fluo-AM 的荧光强度,可通过激光共聚焦扫描显微镜下观察或在荧光分光光度仪下定量测定内质网 Ca^{2+} 的浓度变化(图 4-2)。

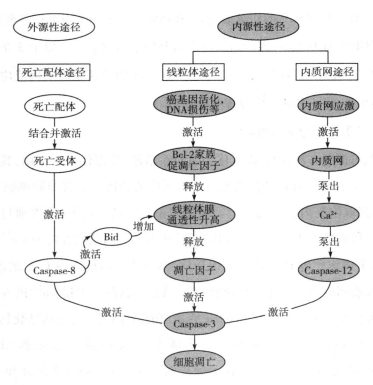

图 4-2　细胞凋亡的信号转导途径

总之,细胞凋亡的信号通路既可单独启动,又可联合作用,不同通路之间存在串话(cross talk),其中线粒体介导的凋亡通路及死亡受体介导的凋亡通路最受关注。凋亡诱导因子可通过激活一条或多条凋亡通路影响凋亡,进而参与疾病的发生发展。

此外,AIF 是内源性凋亡的正向诱导因子,可不依赖于 Caspase 而介导细胞凋亡。当线粒体膜损伤时,AIF 从线粒体经细胞质进入细胞核,引起染色质浓缩和DNA 片段化,还可调节线粒体膜的通透性。核酸内切酶 G(endonuclease G,EndoG)在正常情况下位于线粒体内,其主要作用为合成 RNA 引物,以帮助 DNA 聚合酶 γ 参与线粒体 DNA 的复制。而线粒体损伤时,EndoG 则会进入细胞核切割DNA,导致细胞凋亡。细胞钙稳态失衡也与细胞凋亡密切相关,多种凋亡刺激因素,如 TNF 等所引起的细胞凋亡为钙依赖过程。凋亡发生时,胞质内 Ca^{2+} 浓度显著上升,其既能增强 Caspase-3 的活性,又能激活核酸内切酶及其他一些钙依赖性蛋白酶。因此,Ca^{2+} 可同时通过依赖 Caspase 的凋亡机制和不依赖 Caspase 的凋亡机制发挥促凋亡作用。

四、细胞凋亡与疾病

细胞凋亡过度或不足均可成为某些疾病的重要发病机制。大多数情况下,患者体内细胞凋亡过度与不足常常同时存在,而疾病的某些病理特征和临床表现与某些细胞的凋亡倾向之间的因果关系更为密切。

(一)细胞凋亡不足与疾病

细胞凋亡不足与多种疾病密切相关,包括肿瘤、自身免疫和病毒感染性疾病等,其共同特点是细胞凋亡不足后细胞群体稳态被破坏,导致病变细胞异常增多,病变组织器官体积增大,功能异常。

1. 细胞凋亡与肿瘤

恶性肿瘤的实质是细胞生长与死亡之间的稳态失衡。肿瘤生物学研究表明, 103

凋亡信号异常导致的凋亡不足是肿瘤发生发展的重要因素。①凋亡调控相关信号异常,如促凋亡信号 TNF 和 Fas 下调,抑凋亡信号如 EGF 上调,都会引起细胞凋亡显著减少,在肿瘤发病学中具有重要意义。②凋亡诱导相关信号转导通路的异常,如 Fas 低表达可促进乳腺癌的发生和转移。③凋亡实施相关基因表达的异常,如 *Bcl*-2 基因的异常表达参与了淋巴瘤、黑色素瘤、乳腺癌、前列腺癌和肺癌等多种肿瘤的发生,还与肿瘤细胞对化疗药产生耐药性有关,半数以上的恶性肿瘤与 *p*53 基因突变导致的功能受抑制有关。野生型 p53 蛋白具有诱导细胞凋亡及抑制细胞增殖的作用,主要在 G_1/S 期交界处发挥检查点的功能。当 p53 蛋白检测到染色体 DNA 损伤时,通过刺激 CKI 表达引起 G_1 期阻滞并启动 DNA 修复,如果修复失败,则启动细胞凋亡,把可能演变为恶性肿瘤的细胞消灭在萌芽阶段,因此 p53 蛋白被誉为"分子警察"。此外,p53 蛋白还可转位到线粒体,模拟只含 BH3 结构域蛋白如 Bid 和 Bim 的功能,诱导细胞凋亡。而突变型 *p*53 基因丧失了促凋亡作用,甚至有报道称其可驱动细胞周期。此时肿瘤细胞逃避了监控系统的监视,而出现过度增殖现象。④凋亡执行相关酶活性异常,包括 Caspase 和核酸内切酶等的活性异常。多种癌组织存在 Caspase 活性降低和细胞凋亡减少的现象,而提高 Caspase 活性,进而可通过调控肿瘤细胞凋亡速率并影响肿瘤的发生与发展。

2. 自身免疫病

凋亡在调节机体免疫系统中发挥了重要作用。若凋亡机制运行正常,免疫系统则会对自身抗原产生耐受。反之,则可能针对自身抗原产生自身抗体或致敏 T 淋巴细胞,导致自身免疫病的发生。自身免疫病最主要的特征是自身抗原受到自身抗体或致敏 T 淋巴细胞的攻击,造成组织器官损伤。正常情况下,免疫系统在发育过程中主要通过细胞凋亡,将针对自身抗原的免疫细胞进行有效清除。如果发育过程中那些针对自身抗原的 T 淋巴细胞不能通过细胞凋亡有效清除,一直存活并增殖,便会攻击自身组织,产生自身免疫病,如胰岛素依赖型糖尿病、慢性甲状腺炎、多发性硬化症等。

(二)细胞凋亡过度与疾病

细胞凋亡过度与多种疾病密切相关,包括免疫缺陷性疾病、心血管疾病和神经元退行性疾病等,其共同特点是细胞凋亡过度,细胞死亡超过新生,细胞群体的稳态被破坏,导致细胞异常减少,组织器官体积变小,功能异常。其中获得性免疫缺陷综合征尤为典型。

1. 获得性免疫缺陷综合征

获得性免疫缺陷综合征(acquired immunodeficiency syndrome,AIDS),又称艾滋病,是由人类免疫缺陷病毒(HIV)感染所致的相关免疫功能缺陷性疾病,其关键机制是 CD4$^+$ 淋巴细胞被选择性破坏。研究认为 CD4$^+$ 淋巴细胞减少与凋亡密切相关。HIV 可通过以下途径诱导 CD4$^+$ 淋巴细胞凋亡:①促进 Fas 基因上调,促进细胞因子分泌,如 TNF,两者经死亡受体途径诱导凋亡发生;②刺激 CD4$^+$ 淋巴细胞产生大量氧自由基,通过激活 ERS 和线粒体介导的凋亡通路,诱发细胞凋亡。

2. 心血管疾病

正常人的心肌细胞增殖能力极其有限(被看作永久性细胞),也极少发现成年个体心肌细胞凋亡的情况。在心脏发育过程中,心肌细胞发挥重要作用,如心腔间隔和心瓣膜的形成、心内传导束形成等。如果心肌细胞出现凋亡过度,则会出现心腔间隔缺损、传导阻滞等新生儿先天性心脏病。

(1)心肌缺血或心肌梗死与凋亡

缺血是引起心肌细胞坏死和凋亡的主要因素。在心脏单纯发生缺血后,受累区域的心肌细胞就会发生凋亡,而适宜的血液再灌注会使凋亡减轻,但如果再灌注不及时或者措施不当,则会加剧在灌注区域细胞的凋亡。心肌梗死一直被认为是心肌坏死,但近年来发现心肌梗死同时存在心肌坏死和凋亡,坏死位于病变的中央,凋亡主要位于低灌注的边缘区,而且心肌梗死后的 6 小时内,无血液灌流的中央区也有细胞凋亡现象,6 ~ 24 小时则主要表现为坏死。非梗死区心肌细胞的凋亡可能与心肌梗死后心肌重构和心脏扩张有关。

(2)心力衰竭与凋亡

心力衰竭所致死亡的患者的心肌细胞存在明显的凋亡现象,提示心力衰竭与凋亡有关。心脏移植手术和化疗药——阿霉素(多柔比星)引起的心肌病等都存在细胞凋亡现象。心肌细胞凋亡是渐进性心功能降低的发生机制,而动物实验发现,心肌肥大由代偿性向失代偿性转化与心肌细胞凋亡有关。尽管目前的证据都支持凋亡促进心力衰竭的看法,但凋亡究竟在多大程度上导致了心力衰竭还尚不明确。不同研究所得数据差别很大,高的可达35.5%。而近期报道表明,心力衰竭晚期心肌细胞的凋亡率在0.5%以下。在心力衰竭发生发展过程中出现的多种病理因素,如氧化应激、压力或容量负荷过重、神经-内分泌失调、缺血缺氧及某些细胞因子等,都可诱导心肌细胞凋亡。阻断诱导心肌细胞凋亡的信号,将有助于抑制凋亡,防止心肌细胞数量减少,以维持或改善心功能状态,这被认为是防治心力衰竭的新途径。

3. 阿尔茨海默病

阿尔茨海默病(Alzheimer disease,AD)是以神经元的进行性丧失为病理特征的疾病,现有研究表明神经元的凋亡参与老化及 AD 的发生。β 淀粉样多肽(β-amy-loid,Aβ)的蓄积与沉淀是其特征性病理改变,聚集的 Aβ 是一种毒性蛋白,可通过引起细胞内钙离子紊乱进而诱导神经元凋亡。

第三节　自　噬

1962 年,比利时化学家 De Duve 第一次提出"autophagy(自噬)"的概念。长期以来,自噬只被认为是细胞降解胞内物质的一种正常生理过程,因此并没有引起人们的广泛关注。但是,近十多年来,随着分子生物学的发展,在酵母中首先发现了自噬的分子机制,随后在哺乳动物细胞中也发现了相似的机制,使得自噬的研究取得了重大进展。到目前为止,已发现 20 余个与自噬相关的基因,其中近一半基因在果蝇、线虫、哺乳动物等多细胞物种中都十分保守。由于各个系统对自噬相关基因有不同的命名,2003 年,Klionsky 教授等将这些基因统一命名为 ATG(AuTophaGy),用来代表自噬基因及其相对应的蛋白质,便于研究它们之间的相互作用及在自噬过程中的功能。ATG 基因的知识为科学家提供了更方便的工具,以分析自噬在人类健康和疾病中的功能。

一、自噬研究的历史

1990 年,以日本科学家大隅良典为代表的酵母实验研究人员通过识别自噬相关基因推动了现代自噬研究的进程,并最终获得 2016 年诺贝尔生理学或医学奖。21 世纪初,自噬研究领域经历了快速的发展。1999 年,Beth Levine 的小组发表了一项具有里程碑意义的发现,将自噬与癌症联系起来。迄今,癌症与自噬之间的关系仍然是自噬研究的主要主题,自噬在神经退行性变和免疫防御中的作用也受到了广泛的关注。2003 年,第一届戈登自噬研究会议(Gordon Research Conference on autophagy)在沃特维尔举行。2005 年,Daniel J Klionsky 发行了致力于该领域的科学期刊《自噬》。2007 年,首届 Keystone 自噬专题讨论会在蒙特利举行。2008 年,Carol A Mercer 创建了 BHMT 融合蛋白(GST-BHMT),该蛋白在细胞系中显示饥饿诱导的位点特异性片段化,而甜菜碱高半胱氨酸甲基转移酶的降解是一种可用于评估哺乳动物细胞中自噬通量的代谢酶。

在过去十多年里,有关自噬的研究不断深入,研究领域不断扩展。越来越多的研究人员关注这一领域,更多的人引用这一领域的研究论文,科学家们都感受到了自噬引文增长的重要影响力。与 2000 年之前相比,这十多年来,包含"自噬"这一关键词的文章至少增长了 10 倍。现在,自噬已成为科学家们研究的热点,研究人员正以惊人的速度不断探索自噬与其他研究领域之间的新关联。

"自噬"之所以如此引人入胜,是因为它涉及细胞生物学和生物化学许多不同的方面。例如,细胞生理功能的调控,信号传导和对环境变化的应答。自噬发生在基础生理状态下,参与细胞的基本生理过程,但也可以由不同种类的应激所诱发,自噬活性可以成倍增加。过度的吞噬将会导致功能紊乱的发生。因此,自噬必须被严格调控,但自噬的分子调控机制,自噬与其他细胞生理活动的相互作用,自噬与疾病发生发展的关系目前所知甚少。

自噬在细胞重塑、清除受损或多余的细胞器、维持细胞动态平衡等过程中扮演了重要角色,但细胞利用自噬机制去降解外来及自身物质的识别机制还不清楚。

由于自噬影响细胞的代谢,也影响细胞的生存,科学家们对自噬在疾病发生、发展中的作用非常感兴趣,对于自噬用于治疗疾病展现出极大的兴趣。

二、自噬研究的国内外进展

随着对自噬研究的逐步深入,2005 年,由密歇根州立大学 Klionsky 教授主编的《自噬》杂志诞生了,并迅速成为该领域最具影响力的期刊。2010 年统计的该杂志的影响因子为 6.829,5 年影响因子为 6.917。《自噬》被列为自噬专题中的顶级杂志。过去 10 年出版"自噬"专题的杂志中,《自噬》杂志的论文总数排名第一。《自噬》杂志针对目前细胞自噬检测缺乏统一标准的问题,于 2008 年第二期刊登了由主编 Klionsky 联合世界上 200 多名自噬研究领域的专家撰写的综述文章——《高等生物细胞自噬的检测指南》。细胞自噬是一个多阶段、多基因参与调控的细胞生理过程。该综述以 25 页的篇幅详细介绍了细胞自噬的检测准则、应用范围及注意事项等,重点介绍了两方面内容。①吞噬泡和自噬体形成的稳态监测方法,检测内容包括自噬体的数量、LC3-Ⅱ的蛋白水平、LC3(或 Atg8)斑点及 TOR 和 Atg1 激酶活性等。②细胞自噬的通量(Flux)监测,检测内容包括自噬蛋白降解速率、LC3-Ⅱ蛋白的动态变化、GFP-Atg8/LC3 复合物游离 GFP 的释放、p62 蛋白水平的检测等。该综述为自噬研究的实验设计、论文写作及论文评阅提供了重要的参考价值。

国际自噬研讨会(international symposium on autophagy,ISA)从 1977 年第一次举办至今,积极探索研究人员的实验结果,以阐述酵母和哺乳动物细胞中大自噬、小自噬和过氧化物酶体自噬的机制。该会议注重探讨在生物学和病理学多种不同领域新发现的自噬功能等。

戈登自噬研究会议是自噬研究领域的资深专家和新入门研究人员的交流会议。会议汇集了自噬领域的重要国际科学家,他们的演讲报告和相互交流促成了新概念的形成和新的自噬研究方向的发展。

Keystone Symposium 自噬研讨会于 2007 年 4 月在美国加利福尼亚州中部的蒙特利召开。会议主题是"凋亡和非凋亡细胞死亡通路",会议涵盖了自噬的许多新兴分子机制、概念及自噬在细胞器降解、生理调节、细胞生死和疾病中的作用。

2008 年美国癌症研究协会（American Association for Cancer Research，AACR）年会,自噬在癌症研究的前沿中"自噬参与肿瘤的发生,并与抗癌药物反应"无疑是一个热门话题。

自噬是一个受到严格监管的代谢过程,是细胞质组分和细胞器再循环,细胞内病原体的清除所必需的,自噬在细胞分化、发育和适应环境应激（如饥饿）中发挥重要作用。多数会议讨论的重点均为自噬的分子机制、自噬调控、自噬在各种疾病中的作用等方面所取得的进展等。

机体细胞在正常情况下很少发生自噬,除非有诱发因素的存在,如外界中的营养成分、缺血缺氧、生长因子的浓度等。同时细胞内代谢压力、衰老或破损的细胞器,折叠错误或聚集的蛋白质等都可能诱导自噬的发生。这些因素的长期存在导致细胞保持了一种很低的、基础的自噬活性以维持自稳,所以说自噬是广泛存在于真核细胞中的生命现象,是生物在其发育、老化过程中都存在的一个净化自身多余或受损细胞器的共同机制。生命体借此维持蛋白质代谢平衡及细胞环境稳定,这一过程在细胞清除废物、结构重建、生长发育中起重要作用。

三、自噬的分类

自噬有以下两种不同的分类方法。①根据细胞内底物运送到溶酶体腔内方式的不同,哺乳动物细胞自噬可分为三种主要方式:大自噬（macroautophagy）、小自噬（microautophagy）和分子伴侣介导的自噬（chaperone-mediated autophagy，CMA）。②根据自噬对降解底物的选择性将自噬分为两类:选择性和非选择性自噬。非选择性自噬是指细胞内的细胞器随机运输到溶酶体降解;而选择性自噬是指对降解的底物蛋白有专一性,根据对底物蛋白选择性的不同,又可以分为以下几类:线粒体自噬（mitophagy）、过氧化物酶体自噬（pexophagy）、内质网自噬（reticulophagy）、细胞核的碎片状自噬（piece-meal autophagy of the nucleus）和核糖体自噬（ribophagy）等。

下面以大自噬、小自噬和分子伴侣介导的自噬为例讲述自噬的具体发生过程及其特点。

大自噬是主要的自噬途径,主要用于清除受损的细胞器或未被使用的蛋白质。在形态学上,即将发生自噬的细胞胞质中出现大量游离的膜性结构,然后不断扩张,呈扁平形,电镜下观察其结构犹如碗状,称为吞噬泡(phagophore),内部包裹着变性坏死的细胞器和部分细胞质,这种双层膜被称为自噬体(autophagosome)。自噬体穿过细胞的细胞质到达溶酶体,两个细胞器融合。在溶酶体内,自噬体内的内容物通过酸性溶酶体水解酶降解(如蛋白质分解为氨基酸,核酸分解为核苷酸),并被细胞再利用,这种吞噬了细胞内成分的溶酶体被称为自噬溶酶体(autophagolysosome or autolysosome)。

小自噬作用是溶酶体或酵母液泡表面通过突出、内陷或分隔细胞器的膜,将细胞质内的物质直接吞噬到溶酶体中。该过程是通过内陷作用发生的,意味着溶酶体膜向内折叠或细胞向外突出,但其具体的发生过程目前尚不十分清楚。

分子伴侣介导的自噬作用(CMA)是一个非常复杂和特异的途径,涉及包含 HSC70 复合物的识别。这意味着蛋白质必须包含 HSC70 复合物的识别位点,这将使其能够与该分子伴侣结合,形成 CMA-底物/分子伴侣复合物。然后,该复合物移动到溶酶体膜结合蛋白上,该蛋白将识别并与 CMA 受体结合。底物蛋白在被识别后降解折叠,并在溶酶体 HSC70 分子伴侣的帮助下,跨越溶酶体膜转运。CMA 与其他类型的自噬存在显著差异,因为它以一种又一种的方式转运蛋白物质,并且对哪种物质穿过溶酶体屏障具有极高的选择性。

线粒体自噬作用是通过自噬选择性地降解受损或未受损的线粒体。当线粒体经历损伤或受压后,经常发生线粒体缺陷。线粒体自噬作用促进线粒体的更新,并且防止功能异常的线粒体积聚,从而导致细胞变性。它是由酵母中的 Atg3 和 NIX 及其调节物 BNIP3 在哺乳动物中介导的。线粒体自噬作用受到 PINK1 和 parkin 蛋白的调节。

四、自噬相关蛋白

自噬过程复杂而多变,因此参与自噬形成的相关蛋白至今尚不完全清楚,根据其在不同阶段发挥作用的不同，目前研究较多的自噬相关蛋白如下。

（一）Atg1 复合体

Atg1 蛋白是负责自噬起始的一个关键丝氨酸苏氨酸激酶。Atg1 需要同其他自噬相关如 Atg13、Atg17 等多种蛋白形成复合体，才能高效地激活自噬。Atg13 可以促进三者形成复合体，增强 Atg1 的激酶活性，没有 Atg13 与 Atg17 的结合，Atg1 活性会大大降低。调控 Atg1 复合体活性的上游分子最主要是西罗莫司靶蛋白（target of rapamycin，TOR）复合体 1（TORC1）。TORC1 作为西罗莫司的靶标分子，本身有丝氨酸/苏氨酸蛋白激酶活性。在酵母中，营养条件较好的时候，TORC1 被上游多条感受营养的信号通路激活，其丝氨酸/苏氨酸蛋白激酶活性可以磷酸化 Atg13，降低它同 Atg1 的亲和力，抑制 Atg1 复合体的形成。在饥饿或雷帕霉素刺激下，酵母的 TORC1 活性受到抑制，Atg13 的磷酸化水平降低，与 Atg1 的亲和力增加，逐渐同 Atg1 形成复合体，激活 Atg1 的激酶活性，使其从参与酵母的胞质 – 液泡定向通路（cytoplasm-to-vacuole targeting，Cvt）转变到参与自噬体的起始。Atg1 复合体的基本框架可以招募不同的蛋白质参与不同的生理过程，其中具体的招募机制还不太清楚。

（二）PI3K 及其复合体

磷脂酰肌醇（phosphatidylinositol，PtdIns）及其多种磷酸化衍生物磷酸肌醇（phosphoinositides，PIs）是真核生物体内重要的信号分子。哺乳动物的 PI3K 是一个复杂的大家族，基于它的结构可以分为 3 类：Class Ⅰ（PI3KC1）、Class Ⅱ（PI3KC2）和 Class Ⅲ（PI3KC3）。PI3KC3 是酵母 Vps34 的同源蛋白，与自噬体的形成密切相关。它可以磷酸化 Ptdlns，生成磷脂酰肌醇 3-磷酸（PI3P），并募集胞质中含 FYVE 或 PX 基序的蛋白质，促进自噬体膜的形成。PI3KC3 还可与 Beclin1 形成复合物，参与自噬体的形成。同酵母的 Vps34 类似，PI3KC3 也能形成两种不同的复合体：同 p150（酵母 Vpsl 同源物）、Beclin1（酵母 Atg6/Vps30 同源物）、KIAA0831/Barkor（酵母 Atg14 同源物）结合形成 PI3K 复合体 Ⅰ；同 p150、Beclin1、紫外辐射耐受相关基因（UV radiation resistance-associated gene，UVRAG，酵母 Vps38 同源蛋白）等蛋白结合，形成 PI3K 复合体 Ⅱ。PI3K 复合体 Ⅰ 上的 Atg14 分子可以稳定 Beclin1 和 PI3KC3,增强 PI3K 复合体 I 的活性,促进自噬的发生。PI3K 复合体 II 上的 UVRAG 可以促进自噬体的形成。目前普遍认为,PI3K 复合体 I 是自噬体形成的早期成核反应的重要分子,对自噬的起始阶段有重要作用。PI3K 复合体 II 在自噬过程的作用现在还存在争议,需要进一步的研究。

(三)Beclin1 与 Bcl-2 家族蛋白

*Beclin*1 基因位于人类染色体 17q21 上,大约 150 kb,是一种双等位抑癌基因,其杂合性缺失是细胞发生恶性转化的原因之一。研究表明,在 75% 卵巢癌、50% 的乳腺癌、40% 的前列腺癌中发生 *Beclin*1 缺失。在 *MCF*7 乳腺癌细胞中稳定超表达 *Beclin*1 可降低细胞增殖率和成瘤能力。Yue 等发现 *Beclin*1 缺失的大鼠中自噬的形成有缺陷,而且恶性肿瘤的发生率明显提高,所以目前认为 *Beclin*1 是一种新的肿瘤抑制基因。

*Beclin*1 蛋白由 450 个氨基酸组成,分子量为 60 kDa,定位在多种细胞器中,如高尔基体、内质网、线粒体等。它是酵母 Atg6 蛋白的同源蛋白,相似度为 24.4%。它可以恢复 Atg6 基因被损坏的酵母的自噬能力。Beclin1 包含 4 个重要的结构域:Bcl-2 结合结构域(BH3)、螺旋-螺旋结构域(coiled-coil domain,CCD)、进化保守结构域(evolutionarily conserved domain,ECD)和核转出结构域。*Beclin*1 蛋白可被视为一个平台,其他调节蛋白通过这些结构域形成蛋白复合体,调节自噬水平。

Bcl-2 家族是高等动物整合生存和死亡信号的重要因子,目前该家族成员至少有 30 种。它们在结构上主要包含两大结构域:位于羧基端的跨膜结构域(transmembrane region,TM)和数量不等(1~4 个)的 Bcl-2 同源结构域(Bcl-2 homology,BH)。这些成员根据其结构和功能的不同,可分成三大类:Bcl-2 样生存因子(the Bcl-2-like survival fators),如 Bcl-2 和 Bcl-XL,它们能保护细胞免受凋亡;Bax 样死亡因子(the Bax-like death fators),如 Bax 和 Bak;以及 BH 3-only 死亡因子。

Beclin1 蛋白仅含有一个 Bcl-2 同源结构域 BH3 和 Bcl-2/Bcl-XL 蛋白的疏水沟可以将该 BH3 结构域包裹进来,形成蛋白复合体,抑制 Beclin1 启动自噬的功能。同时细胞内其他 BOP 蛋白也可以与 Beclin1 蛋白竞争性结合 Bcl-2/Bcl-XL 蛋白的疏水沟,从而使 Beclin1 与 Bcl-2/Bcl-XL 分离诱导自噬的发生,这是细胞内调控自噬的重要途径。这种机制在线虫中也存在。从 Beclin1 和 Bcl-2 两者在细胞内的定位来看，包含 Beclin1 的 PI3K 复合体主要定位在内质网和高尔基体，而 Bcl-2 主要定位在线粒体外膜和内质网膜上。同时对线粒体和内质网定位的 Bcl-2 进行抗自噬活性检测，结果发现内质网定位的 Bcl-2 在饥饿诱导的自噬过程中发挥抑制作用，而线粒体定位的 Bcl-2 不能发挥抑制作用。

（四）Atg12-Atg5-Atg16 和 Atg8-PE 两个类泛素结合系统

PI3K 复合体Ⅰ与某些 Atg 蛋白能够招募两个功能相关的类泛素结合系统 Atg12-Atg5-Atg16 和 Atg8-PE，使其定位到自噬泡，参与自噬体膜的延伸。

Atg12 与 Atg8 两个类泛素蛋白可以通过类似蛋白泛素化的过程同特定底物结合。例如，Atg12 先被 E1 活化酶 Atg7 激活，再被转运至 E2 结合酶 Atg10，同底物蛋白 Atg5 的一个赖氨酸残基共价连接，形成 Atg12-Atg5 结合体。与蛋白泛素化不同的是，Atg12-Atg5 的连接过程不需要底物特异性的 E3 连接酶，而且该过程在细胞内一直发生，并不受营养条件等因素的影响。Atg12-Atg5 结合体同螺旋卷曲蛋白 Atg16 互作，并以自身寡聚化的方式形成 Atg12-Atg5-Atg16 四聚体，在自噬前体膜的延伸中发挥作用。Atg12-Atg5-Atg16 四聚体不对称地附着在自噬泡表面，在膜的凸面分布多，在凹面分布少，并且在自噬前体膜完全融合形成封闭的自噬体后，自噬体外膜的四聚体将解离，重新回到细胞质中。另外 Atg12-Atg5 结合体可以充当 Atg8-PE 结合系统的 E3 连接酶，有所不同的是这个类 E3 连接酶在结构上缺少典型 E3 连接酶所具有的 HECT 或 RING 结构域。

一方面，在自噬体形成过程中，Atg8 分子是目前已知的唯一一直定位在自噬体上的蛋白，所以 Atg8 与其哺乳动物同源物 LC3，常与 GFP 或其他荧光蛋白融合对自噬体进行定位和跟踪。另一方面，Atg8 的翻译后修饰同自噬水平相关。在营养充裕的条件下，自噬水平低，大部分 Atg8 以 Atg8-Ⅰ的形式分布在细胞质中。营养缺乏诱导自噬后，Atg8 分子迅速转化成 Atg8-Ⅱ分子，定位到自噬胞膜的内外两侧。Ⅱ型 Atg8 的量同自噬体的量呈正相关，所以通过检测 Atg8 从Ⅰ型到Ⅱ型的转变可以知道细胞自噬水平的高低。

（五）Atg9

Atg9 是目前唯一一个被证实的参与自噬体形成的膜整合蛋白，它本身可以多聚化，定位在 PAS 及其周边的结构，并穿梭于这两者之间，有利于膜的扩增。Atg11、Atg23 和 Atg27 对于 Atg9 从周边结构定位至自噬前体组装位点（phagophore assembly site，PAS）的顺行运输至关重要，而 Atg1-Atg13 复合体、Atg2、Atg18 和 PI3K 复合体则为 Atg9 的逆行运输所必需。因此，Atg9 很可能参与了自噬体的膜转运，为自噬体提供了膜来源，并通过自我互作参与自噬泡的扩容。另外自噬发生时，哺乳动物细胞内的 Atg9 能从反面高尔基体运输至与 LC3 共定位的晚期内体，而这一过程的进行往往依赖于 Unc-51 样激酶（Unc-51-like kinase，ULK1）和 Atg13。另外，虽然还没有证据表明膜融合相关的可溶性、N-乙基顺丁烯二酰亚胺易感因子吸附蛋白受体（soluble N-ethylmaleimide-sensitive fusion protein-attachment protein receptor，SNARE）蛋白或小 G 蛋白直接参与自噬体膜的扩增，但是发现高尔基体内的 GTP 酶 Rab33B 能与 Atg16L 结合，可能参与自噬体的扩增。

（六）p62

近期的研究表明对泛素化蛋白聚集体的选择性降解过程，由哺乳动物细胞内的 p62/SQSTM1 或果蝇体内的 p62 同源蛋白 Ref(2) 介导。p62 本身可以同 LC3 蛋白结合，同时能通过其泛素结合域（UBA）直接与寡聚泛素或泛素单体结合，并最终通过这一方式使泛素化的底物经自噬途径降解。由于哺乳动物 p62 和酵母 Atg19 的 C 端基序之间有高度的结构与功能相似性，因此 p62 是高等真核生物中酵母 Atg19 的功能同源基因，参与底物选择过程。最近发现，线虫生殖细胞内的 P 颗粒蛋白也能通过 SEPA-1 进行选择性自噬降解。SEPA-1 同 Atg19 和 p62 蛋白类似，是底物 P 颗粒蛋白的受体，同时 SEPA-1 与线虫体内的 Atg8 同源物 LGG-1 互相作用，将底物蛋白带入自噬体降解。

五、自噬体的形成过程

自噬的初始阶段主要是诱导自噬和形成自噬膜，然而自噬膜的形成需要自噬前体(即自噬调控的重要节点)的形成。Beclin1-Vps34 复合体是哺乳动物自噬的核心复合物。Atg4 参与自噬泡的形成,而 UVRAG 作用于自噬泡成熟及其运输过程,Rubicon 负调节其功能。诱导自噬后,在 Atg14-Vps15-mVps34 复合物的作用下,启动膜泡的成核反应,进一步结合 Atg21 和 Atg24,形成自噬前体。自噬膜泡进一步扩张并包绕底物,最终形成自噬体。Atg12-Atg5 复合物系统和 LC3-Ⅱ-磷脂酰乙醇胺复合物系统均是泛素化系统,参与自噬体的形成。目前已知 p62 蛋白会诱导镶嵌有 LC3 的自噬体到溶酶体,将其吞噬并清除,与底物结合的 p62 也能被蛋白水解酶降解。而细胞内的微管骨架其实也会将自噬体运输到溶酶体,水解酶在两者融合降解自噬体内容物,Rab7 及 UVRAG 等因子参与此过程。目前已知 Rab7 与膜泡表面的脂分子尾部作用进行定位,而 UVRAG 则活化 Rab7,将囊泡运送到靶位点。

自噬过程通常涉及两种泛素样的偶联反应,以维持吞噬体的扩展。第一种反应发生在 LC3(酵母 Atg8 在哺乳动物中的同源物),LC3 对溶酶体的形成是必需的。Atg4 切割 LC3 获得弥散胞质状态的 LC3-Ⅰ,LC3-Ⅰ 其后与磷脂酰乙醇胺偶联,以形成膜结合状态的 LC3-Ⅱ,LC3-Ⅱ 其后定位于自噬体膜。Atg5-Atg12-Atg16L1 复合物与前自噬体膜相关联,通过协助招募 LC3 延长它们的伸长。随着吞噬细胞的扩大并接近闭合,Atg5-Atg12-Atg16L1 复合物从外膜解离,而 LC3-Ⅱ 仍然与完成的自噬体结合。除此之外,mAtg9 是核心 Atg 蛋白中唯一确定的多次跨膜蛋白,吞噬细胞的延伸也由 mAtg9 辅助。第二种反应则是在 Atg12 与 Atg5 共轭后,Atg16L1 与偶联物 Atg12-Atg5 结合,形成一个对吞噬细胞的成熟至关重要的 Atg5-Atg12-Atg16L1 复合物。

六、自噬的信号转导调控

自噬可以被营养压力、氧化压力、缺氧、热休克等环境压力和损伤的细胞器,蛋白聚集体,病原体感染等内在压力所诱导。上调的自噬可以清除这些压力,当这些压力被清除后,自噬恢复到基本水平。这些压力条件通过不同的信号途径对自噬水平进行调控,本部分仅对研究较为集中的几条自噬相关信号通路进行阐述。

(一)TOR 信号通路

TOR 信号通路是调节细胞内蛋白质合成,调控细胞生长和增殖及自噬的重要信号通路。该通路可以整合来自糖、氨基酸、生长因子、氧化水平、丝裂原等的多种信号,进而调控细胞内蛋白质合成和降解。

首先以丝裂原刺激信号为例介绍 mTOR 参与的经典通路,该通路重要的特征是 Akt 依赖性生长因子(如胰岛素样生长因子、血小板源性生长因子和表皮生长因子等)同受体酪氨酸激酶(receptor tyrosine kinases,RTK)结合,*Ras* 等癌基因的激活,G 蛋白偶联受体的激活等多种丝裂原信号首先激活脂激酶 Class I PI3K。Class 呈PI3K 被激活后,将 PI(4)P 或者 PI(4,5)P2 磷酸化为 PI(3,4)P2 或者 PI(3,4,5)P3。PIP3 作为一种配体把含有 PH 结构域的蛋白聚集到膜上,然后使它们被膜上的其他激酶磷酸化并激活而引发下游的信号通路。PI(3,4)P2 或者 PI(3,4,5)P3 招募 Akt 及磷酸肌醇依赖激酶1(phosphoinositide-dependent kinase-1,PDK1)结合到细胞膜。Akt 分别被 PDK1 磷酸化 T308,被 mTORC2(PDK2)磷酸化 S473,从而被激活。Akt 的 S473 可以被多种激酶磷酸化,如 PDK1、整合素结合激酶(ILK)、ILK 相关激酶、依赖 DNA 的蛋白激酶(DNA-PK)和 Akt 本身,但是磷酸化 S473 最强的还是 mTORC2。

激活后的 Akt 可以磷酸化 TSC2 的 S939 和 T1462,抑制异源二聚复合体 TSC1/2 水解 GTP 结合的脑内富集的 Ras 同源蛋白(Ras homolog enriched in brain,Rheb)成 Rheb-GDP 的能力。Rheb 本身是一个小 GTP 结合蛋白,当 Rheb 同 GTP 结合时,可以活化 mTORC1,而当 GTP 被水解成 GDP 后,这种活化功能消失。所以 TSC2 的磷酸化间接地激活了 mTORC1。另外,激活的 Akt 也可以直接磷酸化抑制 PRAS40(mTOR 复合体 I 中的有抑制激酶活性的成员),从而激活 mTORC1。在胰岛素的刺激下,激活的 Akt 还可以直接磷酸化 mTOR 的 S2448,但该磷酸化还未被证实对 mTORC1 的激活是必要的。mTORC1 下游有两个非常关键的底物 70kDa 核糖体蛋白 S6 激酶（70kDa S6 kinase，S6K）和真核翻译起始因子 4E（eIF4E）结合蛋白 1（eukaryotic translational initiation factor 4E-binding protein 1，4E-BP1）。活化的 mTORC1 磷酸化后激活 S6K，磷酸化 4E-BP1 可以解除对 eIF4E 的抑制，两者启动蛋白合成。这两者的磷酸化程度同 mTORC1 的活性呈正相关，所以可以将它们的磷酸化水平降低同自噬的诱导联系在一起。在酵母中，TORC1 活化后磷酸化 Atg13 和 Atg1，影响 Atg1 复合体的形成，抑制自噬。在哺乳动物中 Atg1 复合体的形成不受 mTORC1 活性的影响。激活的 mTORC1 会磷酸化 Atg1 复合体成员，抑制其自噬活性。

丝裂信号同样可以不依赖 Akt，而通过 Ras/MEK/ERK 通路激活 mTOR。TSC2 蛋白存在潜在的胞外信号调节蛋白激酶（extracellular signal-regulated protein kinase，ERK）磷酸化位点。激活的 ERK 可以磷酸化抑制 TSC2 的活性，从而激活 mTOR，抑制自噬。DAPK 和 RSK 等也可以磷酸化抑制 TSC1/2 复合体的功能。在 NIH3T3 小鼠胚胎成纤维细胞内（mouse embryonic fibro blast，MEFs），活化的 Ras 通过 PI3KC1 抑制自噬作用。

此外，激活的 AMPK 可以磷酸化 TSC2 的 S1345 和 S1227，并激活 TSC2，从而抑制 mTORC1。另外，AMPK 磷酸化 TSC2 的 S1345 后，会促进 Wnt 通路的 GSKβ 分子磷酸化 S1341 和 S1337，并进一步激活 TSC2，抑制 mTORC1。所以 Akt、ERK、AMPK 和 GSK3 在 TSC2 上有不同的磷酸化位点，使得 TSC2 成为细胞内重要的情报收集站，收集并整合上游多方面信号并传递到 mTORC1 上。激活的 AMPK 还能够磷酸化并活化 p27kipl，p27kipl 是细胞周期蛋白依赖型激酶的抑制物，可使细胞周期停滞，诱导自噬并阻止凋亡。这有利于细胞在能量环境差或生长因子缺乏时的存活。Snfl 是酵母细胞中的 AMPK 的同源物，实验证明它也能够正向调节自噬，但其机制可能不依赖于 mTOR 和 Atg1。AMPK 的活性还可以受到多条通路的影响，如 p53 转录激活 Sestrin1/2，后者可以激活 AMPK。而活化的 AMPK 可以通过转录激活 p53 的表达，直接磷酸化稳定 p53，从而形成正反馈通路（同时低 ATP 信号可以直接作用到 p53 上，促进 p53 同 DNA 的结合能力和转录能力）。

（二）Ras/PKA 通路

Ras/cAMP 途径由众多蛋白组成。酿酒酵母存在两个 *Ras* 基因，分别为 *Ras*1

和 $Ras2$，这两个基因编码的 $Ras1$ 和 $Ras2$ 蛋白质在功能上是可以互补的。酿酒酵母中，PKA 是 Ras-cAMP 通路中唯一已知的主要靶标，它是一种丝氨酸/苏氨酸激酶。同其他真核生物 cAMP 依赖的蛋白激酶一样，酵母 PKA 也是由两个催化亚基和一个二聚体的调节亚基组成的四聚体蛋白，其两个催化亚基由基因 $TPK1$ 和 $TPK2$ 及 $TPK3$ 编码，二聚体调节亚基由 $Bcy1$ 基因编码。当 cAMP 与调节亚基结合时，催化亚基会与之解离并激活。

在营养丰富的环境内，小 GTP 酶与 $Ras1$ 和 $Ras2$ 保持活化状态，并促进腺苷酸环化酶合成 cAMP。细胞内高水平的 cAMP 与 Bcy1 亚基结合，并解除了 Bcy1 对 PKA 催化亚基的功能抑制，PKA 被活化。激活的 PKA 可以磷酸化其底物 Atg1，并使其脱离 PAS，散落分布在细胞质内。在营养条件差的条件下，Atg1 呈去磷酸化状态并可定位到 PAS，启动自噬。目前 Ras/PKA 信号通路对自噬的调控机制还不十分清楚，只知激活 PKA 蛋白激酶将分别磷酸化 Atg1 与 Atg13 蛋白相应磷酸化位点，磷酸化后的 Atg1 与 Atg13 定位于 PAS 的能力减弱，这可能是 PKA 激活抑制自噬的主要原因。由前文可知 TOR 通路被抑制，Atg1 与 Atg13 将结合形成复合物促进自噬的发生，但在 PKA 通路中尚无此方面证实报道。抑制 PKA 使 Atg13 去磷酸化后，后者将增强 Atg1 对自噬的诱导活性。又有研究表明，将 Atg13 三个保守的 PKA 磷酸化位点突变后，其与 Atg17 的结合能力将显著增强。

（三）Beclin 相关调控途径

研究证实，JNK 通路在 Beclin1 相关调控途径中发挥重要作用。JNK 属于丝氨酸/苏氨酸蛋白激酶，由 3 个基因编码：$JNK1$、$JNK2$ 及 $JNK3$。$JNK1$ 和 $JNK2$ 在全身广泛表达，$JNK3$ 呈局限性表达，仅表达于大脑、心脏和睾丸。JNK 可被生长因子、细胞因子、引起 DNA 损伤的化疗药物和细胞应激等多种细胞外刺激而激活。活化的 JNK 可调控 AP-1、c-Jun、JunB、JunD、ATF2、Elk-1、c-myc 和 p53 等。有研究表明，U937 细胞经紫外线照射后，活化的 JNK 可移位至线粒体，磷酸化凋亡抑制蛋白 Bcl-xL。

JNK 主要通过对自噬相关基因 $Beclin1$ 的调控进而影响自噬的发生。研究发现，拓扑异构酶 I 抑制剂——拓扑特肯（topotecan）和第二信使神经酰胺可导致长期待续的 JNK/SAPK 途径激活,活化的 JNK 可以同其下游转录因子 c-Jun 的氨基末端区域结合,使 c-Jun 的活性区域发生磷酸化。c-Jun 直接与 *Beclin*1 基因启动子上的 AP-1 位点结合,促进 *Beclin*1 的表达,从而诱导细胞自噬的发生。此外,在营养充足的情况下,抗凋亡蛋白 Bcl-2 可结合自噬相关蛋白 *Beclin*1,抑制其诱导细胞自噬的功能。而在饥饿或药物等应激情况下,JNK1 可以介导哺乳动物 Bcl-2 非结构环(nonstructured loop)的 T69、S70 和 S87 多点磷酸化,破坏 Bcl-2/Beclin1 复合体,使 Beclin1 游离,从而诱导自噬的发生。

七、自噬的主要功能

(一)参与应激

自噬在各种细胞功能中都发挥作用。营养不足会导致高水平的自噬,降解不需要的蛋白质,并且回收氨基酸,以合成对细胞生存至关重要的蛋白质。在高等真核生物中,自噬作用因动物在出生后切断了来自胎盘的食物供应,而被响应自噬能力降低的突变酵母细胞会在营养缺乏的情况下迅速消失。对 *APG* 突变体的研究表明,在饥饿条件下,通过自噬体进行的自噬对于液泡中的蛋白质降解是必不可少的,并且酵母中至少有 15 个 *APG* 基因参与自噬。营养素介导的自噬涉及一种名为 *ATG*7 的基因,因为小鼠研究表明,*APG*7 缺陷型小鼠有着饥饿引起的自噬。

(二)防御功能

在微生物学中,异种吞噬是指感染性颗粒的自噬性降解。细胞自噬机制在先天免疫中发挥重要作用。结核杆菌等细胞内的病原体被靶向降解,其中细胞机制和调控机制与靶向线粒体降解的机制相同。这是内共生学说的进一步证据。尽管某些细菌会阻止吞噬体成熟为降解的细胞器,称为吞噬溶酶体,但是这个过程通常会导致由侵入性微生物带来的破坏。

研究表明,水疱性口炎病毒是由自噬体从胞质溶胶中吸收并转移到内体中,并通过 TLR7 检测单链核糖核酸。在类铎受体(TLR 多体)被激活后,细胞内信号级联反应就会开始,导致干扰素和其他抗病毒细胞因子的诱导。部分病毒和细菌破坏了自噬途径,以促进自身复制。半乳凝素 8 已经被鉴定为细胞内的"危险受体",能够启动针对细胞内病原体的自噬。当半乳凝素 8 与受损的液泡结合时,通过募集自噬受体,导致自噬体的形成和细菌的降解。

(三)参与修复

自噬可以降解受损的细胞器、细胞膜和蛋白质,而抑制自噬作用被认为是造成受损细胞蓄积和衰老的其中一个主要原因。自噬和自噬调节剂参与溶酶体损伤的反应,通常由半乳凝素 3 和半乳凝素 8 等半乳凝素的介导,半乳凝素 8 负责募集 TRIM16 和 NDP52 等受体,并直接影响 mTOR 和 AMPK 的活性,而 mTOR 和 AMPK 分别抑制和激活自噬作用。

(四)参与程序性细胞死亡

程序性细胞死亡(PCD)的其中一个机制与自噬小体的出现有关,并且依赖于自噬蛋白。这种细胞死亡的形式最有可能与形态学上定义为自噬 PCD(autophagic PCD)的过程相对应。其中一个问题是步入死亡过程的细胞中,其自噬的活性是导致其死亡的原因,还是为了防止细胞死亡的一个尝试。迄今形态学和组织化学研究并未证明自噬过程与细胞死亡之间存在因果关系。最近有论据认为,垂死细胞中的自噬活性可能是一种生存机制。对昆虫变态的研究表明,细胞经历了一种 PCD 形式,这种形式与其他形式截然不同,这些已被提议作为自噬作用使细胞死亡的例子。最近的药理和生化研究表明,有助于细胞生存或致死的自噬可以通过应激期间(尤其是病毒感染后)调控信号的类型和程度来区分,然而尚未在病毒系统之外观察到这些发现。

此外,近年来研究表明,细胞自噬在生长发育甚至延长人类寿命中发挥作用。动物细胞在长期限制饮食的前提下,胞质内的部分成分如线粒体自噬增强,通过细胞器的不断更新,从而达到延长寿命的目的。

八、自噬研究的基本方法

本部分将以大自噬为例陈述目前自噬的基本研究方法,并讨论这些方法的特点。

电子显微镜是检测自噬成分存在的形态学工具,是检测自噬的金标准。因此本部分通过传统透射电子显微镜和免疫电子显微镜技术来陈述自噬体的观察方法。

(一)传统透射电子显微镜

透射电子显微镜技术是一种在超微水平对组织和细胞培养物检测自噬形态的重要技术。当自噬被激活后,细胞质的组分被包裹在一个双层膜的自噬体结构中,然后自噬体与溶酶体融合。在融合阶段,自噬体的外膜与溶酶体膜融合,自噬体包裹的组分释放到溶酶体中,这样形成的结构叫自噬溶酶体。

自噬体直径在 300 nm 和数微米之间。自噬体在形态学上可进一步分为早期自噬体(AVi 或自噬体)和晚期自噬体(AVd 或自噬溶酶体)。总的来说,早期自噬体包含大量完整的线粒体、内质网膜和带有核糖体的胞质。两层膜之间是电子半透明的空间,这样的双层膜结构能够依靠样本的制备和切片的平面进行观察(图4-3)。但是晚期自噬体通常为单层膜,或者有些时候,比如在自噬体-溶酶体融合之后为双层膜。

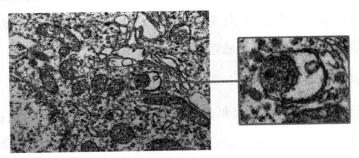

图4-3　MPTP诱导帕金森模型小鼠黑质部位自噬体

但有时电子显微镜很难区分自噬液泡与其他结构,包含细胞质成分的双膜结构并不都是自噬体。例如,当细胞的一部分膜伸入相邻细胞,并且胞质突出部分被切断,然后形成了具有这两个细胞膜的双膜结构。因此,必须要仔细甄别常规电子显微镜影像,以正确评定自噬体。

(二)免疫电子显微镜(IEM)

将抗体识别特异蛋白的方法引入到电子显微镜技术中,极大地提高了对目标结构观察的特异性。对自噬特异蛋白标记后再进行电镜观察的免疫电镜方法,比传统的电镜方法更容易更准确地识别自噬体。例如,LAMP1 是特异分布在溶酶体膜上的蛋白质,可用于标记溶酶体。LAMP1 阳性的单层膜结构是溶酶体,而双层膜结构可以认为是自噬体。由于自噬体膜形成过程中需要 LC3,而异噬体膜上没有 LC3,因此可以区别自噬体还是异噬体。

在进行免疫电镜时,根据目标蛋白的丰度,可选择包埋前或包埋后免疫电镜。当脑组织或者细胞培养物的目的抗原丰度较高或者分布广泛,或者当使用的抗体对抗原具有高度的亲和性时,则宜选择包埋后免疫电镜。包埋后免疫电镜就是对样品进行固定、包埋及制备超薄切片后再进行一抗孵育。免疫电镜中使用的二抗通常是 5~20 nm 的金偶联的抗体。

当一个特定的目的抗原在组织中丰度较低时,则建议使用包埋前免疫电镜,这种方法可以在电镜之前观察到免疫染色结构的分布。在含低聚甲醛和戊二醛的固定液中对样本(细胞或厚度为 50 μm 的组织切片)进行固定,进行一抗孵育及偶联金颗粒的二抗孵育。免疫抗原抗体结合反应结束后,再用四氧化锇进行切片或细胞的再固定,再进行后续电镜操作流程。此外,如用生物素酰化的二抗孵育,然后进行 DAB 染色可能提高反应敏感性。

(三)GFP-LC3 融合蛋白

免疫荧光法只能用来检测经低聚甲酸等固定的组织和细胞,不能进行活体检测。为了对自噬发生过程进行动态监测,用分子生物学的手段,获得真核表达 GFP-LC3 的表达质粒。将质粒转染入目的细胞,24 小时后用荧光显微镜进行活体动态观察。将 LC3 和绿色荧光蛋白(green fluorescent protein,GFP)做成的这种融合表达蛋白,GFP 荧光强弱和分布可反应 LC3 的表达水平和细胞内定位。因此,不用免疫荧光法检测 LC3 的分布,直接观察 GFP 的荧光强弱及分布状态就可以评估自噬的发生情况。这种方法适合于活体的动态观察,可部分代替免疫荧光法检测的自噬水平,缺点是必须进行 GFP-LC3 的外源基因表达,当 GFP-LC3 高表达时,可形成 GFP-LC3 聚集体,影响结果的判定。

(四)自噬体组成蛋白和信号通路蛋白测定

在自噬体形成过程中有些关键基因的参与,如 Atg5、Atg7、Atg8、Atg12 等,它们的高表达促进自噬的激活,而将其敲除,则使得自噬不能发生。可以进行自噬组成蛋白基因转录水平的检测如聚合酶链式反应(PCR),也可以进行自噬组成蛋白表达水平的检测如蛋白质印迹(Western blotting),但 Western blotting 所能测定的不是目的蛋白质的绝对含量,而是组织细胞内该蛋白质相对含量的高低。由于检测信号的强弱受多种因素的影响,所以一般仅作为半定量指标。通过检测自噬/溶酶体相关蛋白的表达可反映自噬的活性。

自噬诱导信号的分析也是检测自噬体变化的一个关键指标。自噬形成由自噬相关基因 ATG 介导,而 ATG 由 mTOR 激酶调节的磷脂酰肌醇(– 3)激酶 Class III (phosphoinositide3-kinase,PI3K III)/AKT 信号途径调节。mTOR 是一个自噬的负性调节因子,所以用西罗莫司抑制 mTOR 可导致自噬的诱导。这个激酶的活性可以通过测定它的目的蛋白核糖体 S6 蛋白激酶(p70S6K)的磷酸化水平来检测。p70S6K-Thr389 直接由 mTOR 磷酸化,对西罗莫司敏感。因此,p70S6K-Thr389 磷酸化水平的减少预示着 mTOR 被抑制,可能和自噬诱导的信号通路相关。

(五)自噬底物蛋白 p62 的测定

p62 是一个泛素结合蛋白,在不同神经退行性疾病中都发现了它在胞质及核内泛素化的蛋白聚集体处聚集,是蛋白质聚集体的组成部分。p62 与 GFP-tagged 或 myc-LC3 的自噬定位相同,参与自噬过程并被降解,p62 有一个短的 LC3 相互作用区域,可以和 LC3 直接作用。p62 在多种细胞和组织都有表达,可作为一个脚手架蛋白参与多种信号转导过程。p62 是在自噬溶酶体中降解,因此自噬被抑制时自噬体积累的同时 p62 水平升高,证明这种蛋白水平与自噬的活性成反比。因此,蛋白质印迹技术检测 p62 水平的降低也可反映自噬活性程度,而 p62 的增加暗示着自噬/溶酶体降解。

近年来,一些常用研究自噬的工具药也越来越被研究者所关注。自噬研究中经常需要抑制或激活自噬作为实验的验证。例如用自噬抑制剂 3-MA 处理肿瘤细胞,发现 3-MA 对肿瘤细胞存活的影响并不显著,但是它能强烈地抑制肿瘤细胞的侵袭力,提示自噬在肿瘤细胞对组织浸润侵袭中起了某种作用。

基因干扰或沉默技术是另一类被关注的技术。研究中可以使用化学试剂达到抑制或激活自噬,也可以用反义 RNA 或 siRNA 等分子生物学手段抑制自噬活性。可使用分子生物学手段使得自噬相关表达基因缺失或沉默,获得自噬缺陷型细胞或动物。

九、自噬相关疾病

(一)癌症

自噬可通过促进已饥饿或通过自噬降解凋亡介体的肿瘤细胞的存活,促进癌症的发展。自噬在癌症中的作用已得到高度的研究和审查,目前已知自噬既是肿瘤抑制因子,又是肿瘤细胞存活的因素,然而根据几种模型,自噬更可能被用作抑癌剂。在自噬的后期阶段使用氯喹等抑制剂,会增加被抗肿瘤药杀死的癌细胞数量。

1. 通过自噬研发抑癌药物

目前已经对小鼠和 Beclin1(一种调节自噬的蛋白质)进行了一些实验。当 Beclin1 基因变为杂合子时,研究人员发现小鼠体内更容易出现肿瘤。然而,当 Beclin1 过度表达时,肿瘤的发展就会受到抑制。在解释 Beclin 突变体的表型,并且将观察结果归因于自噬存在缺陷时应该要格外谨慎。Beclin1 通常是产生磷脂酰肌醇 3-磷酸的必需物质,因此它会影响许多溶酶体和内体功能,包括内吞作用和已活化的内吞降解生长因子受体。有学者认为 Beclin1 存在着通过非依赖自噬的途径,影响癌症发展的可能性,然而事实是 Atg7 或 Atg5 等的核心自噬因子(暂时未知会影响其他细胞进程,并且不影响细胞增殖和细胞死亡)敲除各个基因时,显示出非常不同的表型。此外,Beclin1 的完全基因敲除会让胚胎致死,而 Atg7 或 Atg5 的敲除则对胚胎无害。坏死和慢性炎症也已显示出通过自噬而受到限制,这有助于防止肿瘤细胞的形成。

2. 自噬在肿瘤细胞存活中发挥重要作用

在癌细胞中,自噬被用作一种应对细胞压力的途径。例如,miRNA-4673 诱导自噬是一种有助癌细胞生存的机制，可以提高癌细胞对放射线的抵抗力。一旦这些自噬相关基因被抑制，细胞死亡的情况就会加剧。自噬抵消了代谢能的增加，这些代谢压力包括缺氧、营养缺乏及细胞的增殖和增加。这些压力激活自噬，以回收ATP并维持癌细胞的存活。自噬已被证明可以通过维持细胞能量的产生，而使肿瘤细胞持续地生长。通过抑制这些肿瘤细胞中的自噬基因，发现肿瘤消退，并且延长了受肿瘤影响的器官的存活率。此外，也显示出抑制自噬可以增强抗癌治疗的效果。

3. 与癌症预防作用的关系

有研究发现，靶向自噬可能是抗击癌症的可行治疗方法。自噬在肿瘤抑制和肿瘤细胞存活中均起作用，因此自噬可以用作预防癌症的策略。第一种策略是诱导自噬并增强其肿瘤抑制特性，第二种策略是抑制自噬，从而诱导细胞凋亡。通过研究自噬诱导疗法期间的剂量来反映抗肿瘤作用，测试了第一种策略。这些疗法表明自噬以剂量依赖性方式增加，这也直接证实癌细胞的生长呈剂量依赖性。该数据支持将鼓励自噬疗法的发展，并且抑制直接诱导自噬的蛋白质途径也可以用作抗癌治疗。第二种策略发现自噬是用于维持体内稳态的蛋白质降解系统，并且发现抑制自噬通常会导致细胞凋亡。抑制自噬的风险较高，因为可能导致细胞存活，而不是预计中的细胞死亡。

4. 自噬的负调节物

mTOR、CFLAR 和表皮生长因子受体等自噬的负调节物，被安排在自噬级联反应的不同阶段而发挥作用。自噬消化的最终产物也可以充当负反馈调节机制，以阻止长时间的活动。

（二）自噬与帕金森病

帕金森病是一种神经退行性疾病，其主要病变在于黑质致密部的多巴胺能神经元退化。帕金森病的特征是在受影响的神经元中，包含着细胞无法分解的α-突触核蛋白，其以路易体的形式堆积，故而帕金森病被视为一种突触核蛋白的病变，故自噬途径的失调和调节自噬的等位基因的突变被认为会引起神经退行性疾病，故自噬对神经元的生存至关重要。有效的自噬作用可将淤积在细胞质中的蛋白质等代谢残渣清除掉，恢复正常的细胞活动。突触核蛋白等位基因的突变导致溶酶体 pH 升高和水解酶抑制,由实验结果可知,溶酶体降解能力降低。该疾病涉及多种基因突变,包括功能丧失 PTEN 诱导激酶-1 和 Parkin。这些基因的功能丧失可能导致线粒体积累和蛋白质聚集体受损,而不是导致细胞变性。线粒体参与帕金森病,在特发性帕金森病中,通常是由线粒体功能异常、细胞氧化应激、自噬作用的改变和蛋白质聚集引起的,并会导致线粒体肿胀和去极化。

(三)自噬与阿尔兹海默病

阿尔兹海默病是一种普遍流行于老年群体,并且以记忆、行为及学习功能障碍为主要特征的神经退行性疾病。自噬作用的异常是导致阿尔兹海默病的两大神经病理改变,即弥漫于整个大脑皮质的 β 淀粉样多肽(Aβ)老年斑的形成,以及神经元细胞核周围堆积的无膜束状异常纤维包涵体(主要由过度磷酸化 Tau 蛋白组成)的重要原因。此时的 Tau 蛋白失去了促进微管组装的生物学活性,并且表现出抗蛋白水解酶的神经毒性。细胞囊泡在正常情况下,通过溶酶体途径的代谢速率很高,故而产生的 Aβ 量很少,不会造成 Aβ 的堆积,然而自噬体转运异常或溶酶体对自噬体内容物降解效率下降,就会导致自噬体堆积,大量 Aβ 及老年斑的形成。Tau 蛋白的两大代谢途径是自噬 – 溶酶体和泛素 – 蛋白体酶体系统,并且是在自噬受体 NDP52 的协助下进行清除。自噬作用参与过度表达 Tau 蛋白和异常磷酸化 Tau 蛋白的降解,可以降低磷酸化 Tau 蛋白寡聚体的水平,不过对内源性 Tau 蛋白则没有明显影响,并且发现抑制自噬作用能够增加 Tau 蛋白的细胞毒性。自噬在阿尔兹海默病中的作用具有两面性,在阿尔兹海默病早期,由蛋白质损伤和聚集等因素诱发的自噬可以发挥保护作用。如果长时间维持这种状态,或者溶酶体功能出现异常,就会形成神经元萎缩及细胞死亡等病理改变,所以自噬的平衡十分重要。

(四)自噬与其他疾病

近年来,自噬与多种疾病包括病毒性疾病、性传播疾病、骨关节炎、抑郁症、肥胖症、糖尿病及心血管疾病等的联系越来越得到研究者的重视,随着各边缘学科的飞速发展,人类对于自噬的认识也从整体动物水平推进到了细胞、分子水平,在大量实验依据的基础上提出了各种学说。

参考文献

[1]Varela E, Blasco M A. 2009 Nobel Prize in Physiology or Medicine: telomeres and telomerase[J]. Oncogene, 2010, 29(11): 1561 – 1565.

[2]Shay J W. Role of telomeres and telomerase in aging and cancer[J]. Cancer Discov, 2016, 6(6): 584 – 593.

[3]Blackburn E H, Epel E S, Lin J. Human telomere biology: a contributory and interactive factor in aging, disease risks, and protection [J]. Science, 2015, 350 (6265): 1193 – 1198.

[4]Kim N W, Piatyszek M A, Prowse K R, et al. Specific association of human telomerase activity with immortal cells and cancer[J]. Science, 1994, 266(5193): 2011 – 2015.

[5]Shay J W, Bacchetti S. A survey of telomerase activity in human cancer[J]. European Journal of Cancer, 1997, 33(5): 787 – 791.

[6]Stern J L, Theodorescu D, Vogelstein B, et al. Mutation of the TERT promoter, switch to active chromatin, and monoallelic TERT expression in multiple cancers [J]. Genes & Development, 2015, 29(21): 2219 – 2224.

[7]Chiba K, Johnson J Z, Vogan J M, et al. Cancer-associated TERT promoter mutations abrogate telomerase silencing[J]. Elife, 2015, 4.

[8]Peifer M, Hertwig F, Roels F, et al. Telomerase activation by genomic rearrangements in high – risk neuroblastoma[J]. Nature, 2015, 526(7575): 700 – 704.

[9]Wong M S, Wright W E, Shay J W. Alternative splicing regulation of telomerase: a new paradigm[J]. Trends in Genetics, 2014, 30(10): 430 – 438.

[10]Hiyama E, Hiyama K, Yokoyama T, et al. Correlating telomerase activity levels with human neuroblastoma outcomes [J]. Nature Medicine, 1995, 1 (3): 249 – 255.

[11]Tabori U, Vukovic B, Zielenska M, et al. The role of telomere maintenance

127

in the spontaneous growth arrest of pediatric low – grade gliomas[J]. Neoplasia, 2006, 8(2): 136 – 142.

[12]Shay J W, Reddel R R, Wright W E. Cancer and telomeres – an ALTernative to telomerase[J]. Science, 2012, 336(6087): 1388 – 1390.

[13]Baerlocher G M, Leibundgut E O, Ottmann O G, et al. Telomerase inhibitor imetelstat in patients with essential thrombocythemia[J]. New England Journal of Medicine, 2015, 373(10): 920 – 928.

[14]Chiappori A A, Kolevska T, Spigel D R, et al. A randomized phase II study of the telomerase inhibitor imetelstat as maintenance therapy for advanced non – small – cell lung cancer[J]. Annals of Oncology, 2015, 26(2): 354 – 362.

[15]Tefferi A, Lasho T L, Begna K H, et al. A pilot study of the telomerase inhibitor imetelstat for myelofibrosis [J]. New England Journal of Medicine, 2015, 373(10): 908 – 919.

[16]Kerr J F, Wyllie A H, A R Currie. Apoptosis: a basic biological phenomenon with Wide – Ranging implications in tissue kinetics[J]. Br J Cancer, 1972, 26 (4): 239 – 57.

[17]Wyllie A H. Glucocorticoid – induced thymocyte apoptosis is associated with endogenous endonuclease activation[J]. Nature, 1980, 284(5756): 555 – 556.

[18]Vaux D L, Coty S, Adams J M. Bcl – 2 gene promotes haemopoietic cell survival and cooperates with c – myc to immortalize pre – B cells[J]. Nature, 1988, 335: 440 – 442.

[19]Miura M, Zhu H, Rotello R, et al. Induction of apoptosis in fibroblasts by IL – 1 Beta – converting enzyme, a mammalian homolog of the C. Elegans Cell Death Geneced – 3[J]. Cell, 1993, 75(4): 653 – 660.

[20]Herrmannm M, Lorenz H M, Voll R, et al. A rapid and simple method for the isolation of apoptotic DNA fragments[J]. Nucleic Acid Res, 1994, 22: 5506 – 5507.

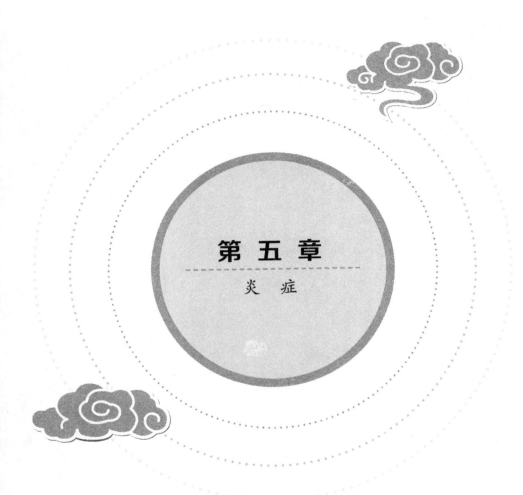

第五章

炎 症

第一节　炎症的基本病理过程

一、炎症的基本概念

炎症(inflammation)是具有血管系统的活体组织对致炎因子的损伤所发生的以防御为主的反应,其基本病理变化为局部组织的变质、渗出和增生。临床上局部表现为红、肿、热、痛及功能障碍,并有发热、白细胞增多等全身反应。

二、炎症的基本病理变化

炎症的基本病理变化包括局部组织的变质(alteration)、渗出(exudation)和增生(proliferation)。在炎症过程中这些病理变化按照一定的先后顺序发生,一般早期以变质和渗出变化为主,后期以增生为主,但三者是相互密切联系的。一般来说,变质属于损伤过程,而渗出和增生则属于抗损伤过程。

(一)变质

炎症局部组织发生的变性和坏死称为变质。

1. 形态变化

变质既可发生于实质细胞,也可见于间质细胞。实质细胞常出现的变质包括细胞水肿、脂肪变性、凝固性或液化性坏死等。间质结缔组织的变质可表现为黏液变性、纤维素样变性或坏死等。

致炎因子的直接损伤作用,炎症过程中发生的血液循环障碍和炎症反应产物的共同作用,造成局部组织的变质。因此,变质的轻重是由致炎因子和机体反应两个方面决定的。

2. 代谢变化

(1)局部酸中毒

炎症早期血流加快,局部耗氧量增加,氧化过程增强,继而又发生局部血液

131

循环和酶系统功能受损。同时氧化过程减弱，导致氧化功能不全的中间代谢产物（乳酸、脂肪酸等）在局部堆积，使炎症发生区域氢离子浓度升高，导致局部酸中毒。

（2）渗透压升高

由于分解代谢增强及坏死组织崩解，加之氢离子浓度增高和盐类离解过程增强，致使炎症区的胶体渗透压和晶体渗透压均增加，导致渗出过程的发生。

（二）渗出

渗出（exudation）是指炎症局部组织血管内的液体和细胞成分，通过血管壁进入组织间隙、体腔、黏膜表面或体表的过程。渗出的成分称为渗出物或渗出液（exudate）。渗出液聚积于组织间隙，可形成炎性水肿（inflammatory edema），积聚到浆膜腔则形成炎性积液（inflammatory hydrops）。渗出是炎症最具特征性的变化，是机体抵抗致炎因子的主要防御手段，因为白细胞和抗体只有通过渗出才能运输到炎症灶，在局部发挥重要的防御作用。

炎症的渗出过程是在一系列局部血流动力学变化，血管壁通透性增高的基础上发生和发展的，炎症介质在渗出过程中起重要作用。

1. 血流动力学改变

当致炎因子作用于局部组织后，局部微循环很快发生一系列血流动力学改变（图 5-1）。①细动脉出现迅速短暂的痉挛，仅持续几秒到几分钟。②细动脉短暂痉挛后，细动脉、毛细血管扩张，局部血流加快，血流量增多，形成动脉性充血，即炎性充血（inflammatory hyperemia），持续时间不等，长时可达几小时。③随着毛细血管的开放和血管的持续扩张，血流速度由快变慢，血管壁通透性升高，导致静脉性充血。此时富含蛋白质的液体渗出血管外，导致局部血管内血液浓缩，黏稠度增加。最后在扩张的小血管内挤满红细胞，称为血流停滞（stasis）。④随着血流变慢和停滞，轴流和边流混合，以中性粒细胞为主的白细胞向血管壁移动并聚集，与内皮细胞黏附，为白细胞的游出创造了条件。

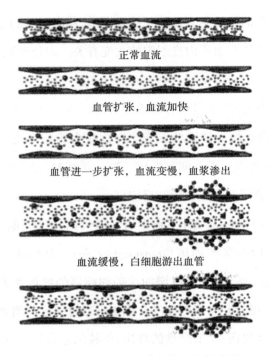

正常血流

血管扩张，血流加快

血管进一步扩张，血流变慢，血浆渗出

血流缓慢，白细胞游出血管

图 5 - 1　炎症时血流动力学变化模式图

血流动力学改变的发生机制与神经体液因素的作用有关,细动脉的收缩可能是神经源性的。在炎症的血流动力学改变过程中,早期改变是通过轴突反射发生的,但时间短暂,长期效应还是由于炎症本身导致的。

充血往往是炎症介质作用的结果。炎症介质多有强烈的扩张血管和使血管壁通透性增高的作用,以致局部血浆外渗,血液浓缩,黏度增加。同时局部分解代谢增强,渗透压增高有利于渗出的发生,渗出引起组织肿胀又可压迫细静脉,增加了血流的阻力,导致血流速度减慢,甚至血流停滞。

2.液体渗出过程

炎症过程中,局部组织血管内富含蛋白质的液体成分得以逸出血管外,若聚集于组织间隙,可形成炎性水肿,积聚到浆膜腔则形成炎性积液。引起液体渗出的因素很多,机制也较复杂,其中血管壁通透性增高是液体渗出的主要因素。

(1)血管壁通透性增高的机制

血管通透性升高是导致炎症局部液体和蛋白质渗出的最重要原因。正常的液体交换和血管通透性的维持主要依赖于结构完整、功能正常的血管内皮细胞,炎症时血管通透性升高主要与血管内皮细胞的改变有关。血管壁通透性增高的机制有如下 5 种。

小静脉内皮细胞收缩:这是血管通透性升高最常见的发生机制,组胺、缓激肽、P 物质和许多化学介质均可诱发此反应。当这些介质与内皮细胞受体结合后,内皮细胞立即收缩,导致内皮细胞间隙形成。这一过程持续时间很短(仅 15 ~ 30 分钟)而且是可逆的,故可称为速发短暂反应(immediate transient response)。

穿胞作用(transcytosis)增强:穿胞作用是通过内皮细胞胞质内存在的囊泡性细胞器相互连接形成的穿胞通道(transtocytoplasmic channel)而实现的。某些因子,如血管内皮细胞生长因子,可以增加这种细胞器的数量和大小,从而引起血管通透性增加。另外,组胺和大多数化学介质也可通过此途径增加血管的通透性。

内皮细胞的直接损伤:诸如严重的烧伤、化脓菌感染等严重刺激可直接造成内皮细胞损伤,引起内皮细胞的坏死和脱落,导致血管通透性迅速增加,并在高水平上持续数小时,直至受损血管内形成血栓或受损血管被修复,此过程被称为速发持续反应(immediate-sustained response)。小动脉、毛细血管和小静脉等各级微循环血管均可受累,内皮细胞的脱落可引起血小板黏附和血栓形成。

白细胞介导的内皮细胞损伤:在炎症早期,白细胞附壁,黏附于内皮细胞上,引起白细胞的激活,从而释放毒性氧代谢产物和蛋白酶,引起内皮细胞的损伤和脱落,使血管通透性增加。这种损伤主要发生在小静脉和肺、肾等脏器的毛细血管。

新生毛细血管的渗漏:在组织修复时,内皮细胞增生形成新生毛细血管芽。这种新生的小血管芽通透性较高,可引起血管渗漏,直至内皮细胞分化成熟和细胞间连接形成,渗漏才能停止。

上述几种机制均可导致血管壁通透性增高,是液体渗出的主要原因。除此之外,液体渗出还与炎症区组织内渗透压升高及炎症区血流缓慢,静脉淤血引起的毛细血管内的流体静压升高有关。

（2）渗出液的成分

渗出液的成分可因致炎因子、炎症部位和血管壁损伤程度的不同而有所差异。血管壁受损较轻时，渗出液中主要为水、盐类和分子较小的白蛋白。当血管壁损害较重时，分子量较大的球蛋白，甚至纤维蛋白原也能渗出，渗出的纤维蛋白原可形成纤维蛋白即纤维素。

（3）渗出液与漏出液比较

炎症时的渗出液和非炎症时的漏出液（transudate）在发病机制和成分上均有不同（表5-1），但两者都可在组织内积聚形成水肿或积液。

表5-1　渗出液与漏出液的区别

项目	渗出液	漏出液
发生机制	主要为血管壁通透性增高	主要为静脉回流受阻
蛋白质含量	>30 g/L	<30 g/L
比重	>1.020	<1.012
细胞数	$>0.5 \times 10^9/L$	$<0.1 \times 10^9/L$
Rivalta 试验	阳性	阴性
凝固	能自凝	不能自凝
透明度	混浊	澄清

（4）渗出液在炎症中的作用

渗出液对机体具有一定的保护意义：①渗出液可以稀释毒素和有害物质，减轻毒素对组织的损伤，并为局部组织带来营养物质，带走代谢产物；②渗出液中含有大量的抗体、补体及溶菌物质，有利于杀灭病原体；③渗出物中的纤维蛋白原所形成的纤维蛋白（纤维素）交织成网，不仅可限制病原微生物的扩散，还有利于白细胞吞噬消灭病原体，并在炎症的后期成为修复的支架。

过多的渗出液也可能给机体带来危害，如严重的喉头水肿可引起窒息，心包腔及胸膜腔渗出液过多时，可压迫并妨碍心脏和肺的正常活动，过多的纤维素渗出而不能完全吸收时，则可发生机化并引起器官的粘连。

3.白细胞渗出过程简述

炎症时血液中的各种白细胞渗出到血管外的现象，称为白细胞渗出，渗出的白细胞称为炎细胞。炎细胞聚集于炎症局部组织间隙内称为炎细胞浸润(inflammatory cell infiltration),是炎症反应的重要形态特征。白细胞在损伤部位发挥的吞噬作用构成炎症防御反应的主要环节。白细胞渗出是一个主动、耗能、复杂的连续过程,包括白细胞附壁、黏着、游出、趋化和吞噬等步骤(图5-2)。

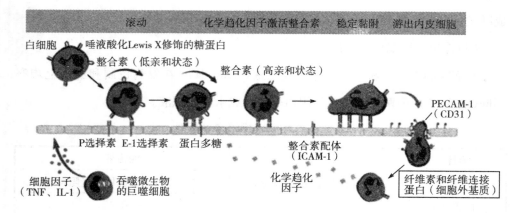

图5-2 炎症时中性粒细胞游出和聚集过程模式图

(1)白细胞边集(leukocytic margination)和附壁(pavement)

随着血管扩张,血管通透性增加和血流缓慢,白细胞进入边流,靠近血管壁,并沿内皮滚动,最后白细胞黏附于血管内皮细胞上。

(2)白细胞黏着(adhesion)

目前已明确白细胞黏附和游出主要是由于其表面的黏附分子和内皮细胞受体结合引起的,化学介质和某些细胞因子可以调节这类黏附分子的表达和功能状况。这类黏附受体包括4种家族:选择素、免疫球蛋白、整合素和黏液样糖蛋白。

(3)白细胞游出(transmigration)

黏着的白细胞逐步游出血管壁(主要是细静脉和毛细血管)而进入炎症区,称为白细胞游出。电镜观察白细胞附壁后,其胞质形成伪足,以阿米巴运动的方式在两个邻近内皮细胞的连接处伸出并插入,然后整个白细胞逐步挤出至内皮细胞和基底膜之间,短暂停留后,白细胞分泌胶原酶降解血管基底膜进入周围组织。每一个白细胞需要2~12分钟才能完全通过血管壁。

各种白细胞都以同样的方式游出,其特征有:①中性粒细胞游走能力最强,游出最早,移动最快,而淋巴细胞最弱。②炎症的不同阶段游出的白细胞不同。急性炎症或炎症早期以中性粒细胞首先游出,24~48小时后由单核细胞取代。其主要原因首先是不同阶段激活的黏附分子及发挥作用的趋化因子不同;其次是中性粒细胞寿命短,24~48小时后逐渐崩解消失,而单核细胞的生存期较长;最后是中性粒细胞崩解能释放单核细胞趋化蛋白,可以诱导单核细胞的游出。③致炎因子不同游出的白细胞种类也不同。化脓性感染以中性粒细胞为主,病毒感染以淋巴细胞为主,过敏反应以嗜酸性粒细胞为主。

红细胞无运动能力,当血管壁受损严重时,红细胞也可以通过血管壁到达血管外,称为红细胞漏出(red cell diapedesis)。这与白细胞游出不同,红细胞的漏出是一种被动的过程,常常是由于炎症反应强烈,血管壁损害严重,血液流体静压增高,把红细胞由内皮细胞坏死崩解的裂口推出所致。渗出液中若出现大量红细胞,是炎症反应剧烈和血管壁损伤严重的指标。

(4)趋化作用(chemotaxis)

渗出的白细胞以阿米巴样运动向炎症灶定向游走集中的现象,称为趋化作用。趋化作用是由于炎症区存在的某些化学刺激物对白细胞具有化学吸引力所致,此种化学刺激物称为趋化因子(chemotactic agents)。

趋化因子具有特异性,有些趋化因子只吸引中性粒细胞,而另一些则吸引单核细胞或嗜酸性粒细胞。白色、金黄色葡萄球菌和大肠杆菌所产生的类脂、多肽、C5a及LTB4等对中性粒细胞有趋化作用。过敏性疾病时由肥大细胞释放的嗜酸性粒细胞趋化因子,对嗜酸性粒细胞有很强的趋化作用。致敏T淋巴细胞释出的单核细胞趋化因子,中性粒细胞胞质内的阳离子蛋白质、C5a、LTB4等则对单核细胞(巨噬细胞)有趋化作用。此外,不同的炎症细胞对趋化因子的反应不同,其中以中性粒细胞和单核细胞对趋化因子反应显著,淋巴细胞则反应最弱。

(5)白细胞在局部的作用

第一,白细胞的激活。

白细胞聚集到感染或组织坏死部位后,必须被激活才能发挥作用。白细胞的激活可由病原体、坏死细胞产物、抗原抗体复合物和细胞因子引起。白细胞表达不同受体从而识别感染的微生物和坏死组织及传递活化信号,表达的受体有4种。

Toll 样受体(Toll-like receptors,TLR):该受体表达于白细胞表面和内体小泡,可以识别细胞外和摄入细胞内的微生物产物。目前为止,已经发现了 10 种哺乳动物的 TLR,不同的 TLR 分别识别细菌脂多糖、蛋白多糖、脂类、未甲基化 CpG 核苷及病毒的双链 RNA 等,通过受体相关激酶而刺激杀菌物质和细胞因子的产生。白细胞的某些胞质内蛋白也可以识别细菌多肽和病毒 RNA。

G 蛋白耦联受体:该受体表达于中性粒细胞和巨噬细胞等多种白细胞,主要识别含有 N 甲酰甲硫氨酸的细菌短肽。有些 G 蛋白耦联受体识别趋化因子、C5a 的降解产物和脂类介质 G 蛋白耦联受体,通过与微生物产物和化学介质等配体结合而导致白细胞游出血管,并产生杀菌物。

调理素受体:调理素(opsonins)是指一类通过包裹微生物而增强吞噬细胞的吞噬功能的蛋白质,包括抗体 LG 的 Fe 段、补体 C3b 和凝集素(lectins)抗体 IgG 或补体 C3b 包裹微生物的过程,称为调理素化(opsonization)。调理素化的微生物分别与白细胞 Fe 受体(FeYR)或 C3 受体(CR1)结合后,提高白细胞吞噬作用,并激活白细胞。血浆凝集素也可与细菌结合,并呈递给白细胞。

细胞因子受体:感染微生物后,机体产生多种细胞因子,这些细胞因子通过与白细胞表面的受体结合而激活白细胞。最重要的细胞因子是干扰素 γ(IFN-γ),由自然杀伤细胞和抗原要激活巨噬细胞。

第二,吞噬过程包括识别和附着、吞入、杀伤和降解三个阶段。

识别和附着(recognition and attachment):吞噬细胞表面的甘露糖受体、清道夫受体和各种调理素受体都可以识别并结合微生物。甘露糖受体为一种巨噬细胞凝集素,可与糖蛋白和糖脂末端的甘露糖和海藻糖残基结合。病原体的细胞壁含有甘露糖和岩藻糖,而哺乳类细胞的糖蛋白和糖脂的末端为唾液酸或 N-乙酰半乳糖胺,所以吞噬细胞能吞噬病原体,而不会吞噬自身细胞。清道夫受体也可与各种病原体的细胞壁结合。调理素通过包裹微生物而增强吞噬细胞的吞噬功能。

吞入(engulfment):吞噬细胞附着于调理素化的细菌等颗粒状物体后,便伸出伪足,随着伪足的延伸和相互融合,形成由吞噬细胞膜包围的吞噬物的泡状小体,称为吞噬体(phagosome)。吞噬体与初级溶酶体融合形成吞噬溶酶体(phagolysosome)，细菌在溶酶体内容物的作用下被杀伤和降解。FcYR 附着于调理素化的颗粒便能引起吞入，但单纯补体 C3 受体不能引起吞入，只有在 C3 受体被细胞外基质成分纤维粘连蛋白、层粘连蛋白及某些细胞因子激活的情况下，才能引起吞入。在此过程中，白细胞发生活跃的细胞膜重构和细胞骨架重构。

杀伤和降解(killing and degradation)：进入吞噬溶酶体的细菌经由氧依赖途径和非氧依赖途径被杀伤及降解，氧依赖途径主要由活性氧完成。还原型辅酶 II (NADPH)在激活的白细胞氧化酶(NADPH 氧化酶)的作用下氧化，而产生超氧负离子(O_2^-)。大多数 O_2^- 经自发性歧化作用转变为 HO_2，进一步被还原成高度活跃的羟自由基。HO_2 不足以杀灭细菌，中性粒细胞胞质内的嗜天青颗粒含有髓过氧化物酶(MPO)，MPO 可催化 HO_2 和 C 产生 HOCl·。HOCl·是强氧化剂和杀菌因子，H_2O_2-MPO-卤素是中性粒细胞最有效的杀菌系统。此外，活性氮（主要是 NO）也参与微生物的杀伤作用，NO 由一氧化氮合成酶作用于精氨酸而产生，NO 与 O_2^- 相互作用而生成高活性的自由基—过氧亚硝酸盐(ONOO·)。这些氧自由基和氮自由基攻击和破坏微生物的蛋白质、脂质和核酸。

第三，免疫作用。

参与免疫反应的细胞主要有淋巴细胞、浆细胞和巨噬细胞。巨噬细胞将抗原加工处理后呈递给 T 或 B 淋巴细胞，T 淋巴细胞受到抗原刺激后转化为致敏 T 淋巴细胞。当其再次与相应抗原接触时，激活的 T 淋巴细胞可直接杀伤靶细胞，或通过释放一系列淋巴因子作用于靶细胞，发挥细胞免疫作用。B 淋巴细胞在抗原刺激下，可以增殖转化为浆细胞，浆细胞产生抗体引起体液免疫反应。

第四，组织损伤作用。

白细胞在化学趋化、激活和吞噬过程中，可以以脱颗粒形式向细胞外间质释放溶酶体酶、活性氧自由基、前列腺素及花生四烯酸代谢产物等物质。这些物质可引起血管内皮细胞和组织损伤，加重原有致炎因子的损伤作用。此外，坏死、崩解的白细胞也可释放大量毒性物质，引起组织的损伤。这种白细胞介导的组织损伤可见于急性肾小球肾炎、移植排斥反应、急性免疫性滑膜炎等伴有中性粒细胞参与的炎症。

白细胞向细胞外间质释放产物的机制包括：①吞噬溶酶体在完全封闭之前仍

与细胞外相通,溶酶体酶可外溢;②某些不能被吞噬的物质(如免疫复合物)虽然不能被白细胞吞入,但这些物质可引起白细胞的细胞膜运动,导致溶酶体酶释放到细胞外间质中;③白细胞对细菌或其他异物发挥表面吞噬作用时也可释放溶酶体酶;④白细胞吞噬了能溶解溶酶体膜的物质(如尿酸盐),可使溶酶体发生中毒性释放;⑤中性粒细胞的特异性颗粒可直接通过出胞作用分泌到细胞外。

总之,白细胞在机体的防御反应中起着重要的作用。若白细胞数量不足或功能障碍时,则可导致严重反复的感染,如白血病患者的白细胞功能障碍,再生障碍性贫血的患者白细胞数量减少,均可导致致命性的感染。

(三)增生

增生炎症时,组织增生包括实质细胞和间质细胞的增生。实质细胞的增生包括鼻黏膜上皮细胞和腺体的增生、慢性肝炎中的肝细胞增生。间质细胞的增生包括组织细胞、内皮细胞、成纤维细胞等的增生。成纤维细胞增生可产生大量胶原纤维,使炎症组织纤维化,在慢性炎症中表现较突出。实质细胞和间质细胞的增生与相应的生长因子刺激有关。炎症性增生可限制炎症病灶的蔓延,有利于组织的损伤修复,然而组织细胞的过度增生也可引起器官的功能障碍,如肝炎后肝硬化。

任何致炎因子所引起的炎症性改变都具有变质、渗出和增生三种基本病理变化,但不同类型的炎症往往以其中一种病理改变为主。变质、渗出、增生三者之间存在着密切的联系,可相互影响,相互转化,从而组成了一个复杂的炎症反应过程。

第二节　炎症介质

一、炎症介质的概念

炎症介质(inflammatory mediators)是指炎症过程中产生并参与引起炎症反应的化学物质,亦称化学介质(chemical mediators)。炎症介质在炎症的发生与发展过程中发挥重要的介导作用,尤其对局部炎症灶的血管反应和细胞渗出具有重要意义。它的主要作用是:①扩张小血管,使血管壁通透性增高;②白细胞的趋化作用;③发热和致痛;④组织损伤。

二、炎症介质的特点

炎症介质的共同特点包括以下几点：①在肝内合成，以前体形式存在，需经蛋白酶水解才能激活。来自细胞的炎症介质有些以细胞内颗粒的形式储存于细胞内，在炎症刺激下分泌，有些在致炎因子刺激下即刻合成。②大多数炎症介质通过与靶细胞表面的相应受体结合发挥其生物活性作用，少数炎症介质具有酶活性或可介导氧化损伤。③炎症介质作用于靶细胞后可引起靶细胞产生次级炎症介质，使初级炎症介质的作用被放大或被抵消。④多种炎症介质可作用于一种或多种靶细胞，可对不同的细胞产生不同的效应。⑤炎症介质激活或分泌到细胞外后，半衰期非常短暂，会很快衰变，被酶降解灭活或被拮抗分子抑制或清除。⑥大多数炎症介质对正常组织都具有潜在的危害性。

三、炎症介质的分类

(一)细胞释放的炎症介质

细胞释放的炎症介质指细胞(包括各种组织的细胞、白细胞、血小板、巨噬细胞和肥大细胞等)受到致炎因子刺激或损伤时所生成或释放的炎症介质。

1. 血管活性胺(vasoactive amines)

血管活性胺包括组胺(histamine)和5-羟色胺(serotonin,5-HT)。组胺主要存在于肥大细胞、嗜碱性粒细胞和血小板内。当肥大细胞受到某种刺激时即可释放组胺，组胺能引起细动脉扩张，细静脉通透性增高；对嗜酸性粒细胞具有趋化作用；并能刺激支气管、小肠和子宫平滑肌收缩，促进腺体分泌。5-HT 主要存在于血小板和肠嗜铬细胞，其作用与组胺相似。

2. 花生四烯酸的代谢产物

花生四烯酸(arachidonic acid,AA)代谢产物包括前列腺素(prostaglandins,PG)、白细胞三烯(leukotriene,LT)和脂质素(lipoxins,LX)。AA 是二十碳不饱和脂肪酸，广泛存在于体内多种器官，如前列腺、脑、肾、肺和肠等的细胞膜磷脂内。在炎症刺激因子和炎症介质的作用下，激活磷脂酶 A2 使 AA 释放，通过环氧化酶或脂氧化酶途径分别产生 PG 和 LT，并可通过其他途径生成脂氧素等代谢产物(图 5 - 3)。

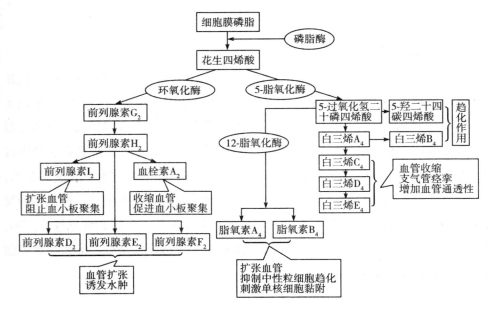

图 5 – 3　炎症过程中花生四烯酸的代谢

（1）前列腺素（prostaglandin，PG）

前列腺素具有使血管扩张、水肿加剧、致痛和致热作用。临床上用的解热止痛药如阿司匹林、吲哚美辛等药物通过对环氧化酶的抑制作用及减少 PG 的合成而控制炎症的发展。

（2）白细胞三烯（leukotrierne，LT）

白细胞三烯具有强烈的缩血管作用，还能促进血管通透性增高（其作用较组胺强 1 000 倍），及促使血管和支气管的平滑肌痉挛。LTB$_4$ 对中性白细胞和单核细胞具有强趋化作用，并引起中性粒细胞聚集和黏附于血管内皮。类固醇类药物的抗炎作用可能是通过抑制磷脂酶，使花生四烯酸不能从细胞膜磷脂中释出而实现的。

3. 白细胞产物及溶酶体成分

白细胞产物及溶酶体成分主要来自中性粒细胞和单核细胞，主要为氧自由基和溶酶体成分。

4. 细胞因子（cytokines）

细胞因子主要是由激活的淋巴细胞和单核巨噬细胞产生的，也可来自内皮、上皮和结缔组织。细胞因子可以影响和调节其他细胞的功能，参与免疫反应，在急性和慢性炎症中都起重要作用。IL-1、TNF 是其中最重要的组分，IL-1 和 TNF 可促进内皮细胞表达黏附分子,有利于白细胞游出过程中的黏附作用,且可引起机体发热。IL-1还有促进成纤维细胞、内皮细胞的增生作用。IL-8和TNF对中性粒细胞具有强烈的趋化和激活作用,TNF还可促使溶酶体酶的释放,引起组织损伤。

5.血小板激活因子(platelet activating factor,PAF)

血小板激活因子来源于肥大细胞、中性粒细胞、单核巨噬细胞、血管内皮细胞及血小板本身。除能激活血小板外,还可引起血管扩张,血管通透性升高,促使白细胞与内皮细胞黏着,促进白细胞脱颗粒及影响其趋化作用,刺激白细胞和其他细胞合成前列腺素和白细胞三烯的作用。

6.一氧化氮(NO)

一氧化氮主要由内皮细胞、巨噬细胞和一些特定的神经细胞所产生,其主要作用是作用于血管平滑肌使血管扩张,抑制血小板黏着和聚集,抑制肥大细胞引起的炎症反应,调节、控制白细胞向炎症灶的集中。NO与活性氧代谢产物还可形成多种具有杀灭微生物作用的物质,如细胞内有大量NO虽可减少微生物复制,但也可造成组织、细胞的损伤。

7.神经肽(neuropeptides)

神经肽属于中枢神经系统的速激肽(tachgkinin)和神经肽家族。如P物质(substance P),存在于肺和胃肠道的神经纤维,可传递疼痛信号,调节血压和刺激免疫细胞、内分泌细胞的分泌作用。P物质还是增加血管通透性的强有力介质。

(二)血浆源性炎症介质

血浆源性炎症介质指血浆内的凝血、纤溶、激肽和补体4个系统在致炎因子作用下,同时或先后被激活而形成的部分活化产物。

1.激肽系统(kinin system)

在炎症反应中起主要作用的是缓激肽(bradykinin),能使小血管扩张,血管壁通透性增高,引起血管以外的平滑肌(如支气管及肠道)收缩,并有强烈的致痛作用。

2.补体系统(complement system)

补体是血浆中一组具有酶活性的糖蛋白,平时以非活动形式存在,在炎症或免疫反应过程中被激活。与炎症和免疫反应的关系最为密切的是C3和C5,其中C3a和C5a又称过敏毒素(anaphylatoxin),能使肥大细胞释放组胺。C5a能激活中性粒细胞和单核细胞的花生四烯酸代谢,进一步合成和释放炎症介质,且对中性粒细胞和单核细胞具有强烈的趋化作用,并能促使中性粒细胞黏附于血管内皮。C3b 是重要的调理素之一,能促进吞噬细胞的吞噬功能。

3.凝血系统和纤维蛋白溶解系统

炎症时的组织损伤,可激活因子Ⅻ,启动凝血系统,同时也激活了纤维蛋白溶解系统。凝血系统中具有炎症介质活性的物质是凝血酶(thrombin)、纤维蛋白多肽(fibrinopeptide)和 Ⅹa 因子。凝血酶能促使白细胞黏着和成纤维细胞增生。纤维蛋白多肽能促使血管壁通透性增高,并对白细胞有趋化作用。Ⅹa 因子能促使血管壁通透性增高及白细胞游出。纤溶系统中具有炎症介质活性的物质是纤维蛋白降解产物(fibrin degradation product,FDP)及纤维蛋白溶酶,前者能使血管壁通透性增高,并对中性粒细胞有趋化作用,后者可裂解 C3,产生 C3a。

四、炎症介质的作用

主要炎症介质的作用归纳如下(表5-2)。

表5-2　主要炎症介质的作用

功能	炎症介质种类
血管扩张	组胺、缓激肽、PGE_2、PGD_2、PGF_2、PGI_2、NO
血管壁通透性升高	组胺、缓激肽、C3a、C5a、PAF、LTC_4、LTD_4、LTE_4、P 物质、氧自由基
趋化作用	C5a、LTB_4、细菌产物、IL-8、TNF
发热	IL-1、IL-6、TNF、PG
疼痛	PGE_2、缓激肽
组织损伤	活性氧代谢产物、溶酶体酶、NO

第三节　炎症信号通路

炎症是机体免疫系统对组织细胞损伤所发生的防御性反应和修复的过程。炎症过程中,在致炎因子的作用下,机体会发生一系列复杂的连续的病理反应,如炎症介质的释放、白细胞的募集和激活,以及白细胞介导的组织损伤等。而细胞信号转导通路参与了炎症过程中的各个阶段。本节以细胞内细胞因子介导的信号通路为例,介绍炎症发生时常见的主要信号转导通路。

一、JAK-STAT 信号通路

JAK-STAT 信号通路又称为 Janus 酪氨酸激酶 – 信号转导和转录激活因子（Janus tyrosine kinase-singal transduction and transcription activator，JAK-STAT）信号通路。

JAK-STAT 信号通路是细胞间最主要的信号及链传递途径，介导完成从胞质到核内的信号转导。在免疫、造血及神经系统中，机体接受外源性及内源性刺激而产生细胞因子，细胞因子与受体结合后导致受体同源或者异二聚化，通过信号通路促发细胞内的信号级联传递。JAK 家族是一类非受体酪氨酸激酶（PTK），由 JAK1、JAK2、JAK3 和 TYK1 共 4 个成员组成，其结构不含 SH2、SH3，C 段具有两个相连的激酶区。JAK 激酶同源域 1（JH1）具有催化 PTK 的功能域，JH2 为激酶样功能域，为 STAT 结合部位，但由于缺乏激酶活化所必需的氨基酸残基而没有活性。STAT 家族在哺乳动物中共发现 7 个成员，包括 STAT1、STAT2、STAT3、STAT4、STAT5a、STAT5b 及 STAT6。STAT 具有多种生物学功能，STAT1 和 STAT2 对先天性免疫有关键作用，STAT4 和 STAT6 在获得性免疫中起重要作用。研究表明，JAK 主要由细胞因子受体超家族（cytokine receptor super-family）活化，活化受体的胞内部分发生二聚体化，JAK 与二聚体化受体的 box 功能区结合，并发生磷酸化激活。活化的 JAK 进一步诱发活化的二聚体受体复合物周围的 PTK 底物活化，包括细胞因子受体型 PTK、JAK 家族和 STAT 等。JAK 的底物 STAT 具有 SH2 和 SH3 两类结构域，STAT 可通过 SH2 功能域与二聚体受体复合物的酪氨酸及 JAK 上的 KLD 功能域结合，被 JAK 磷酸化后发生二聚化，形成同源或异源二聚体（如 SIF-A、SIF-B、SIF-C 等）。然后穿过核膜进入核内调节相关基因的表达，即 JAK-STAT 途径，包括：配体与受体结合导致受体二聚化，二聚化的受体激活 JAK，JAK 使 STAT 磷酸化形成二聚体，暴露出入核信号，进入核内，调节基因的表达通过该途径进行信号转导的细胞因子及生长因子包括 IFN-α、IFN-γ、生长激素（GH）、IL-6 家族、粒-巨噬细胞集落刺激因子（GM-CSF）、IL-2、表皮生长因子（EGF）和血小板源性生长因子（PDGF）等。下面以细胞因子为例，简单介绍 JAK-STAT 炎症信号通路（图 5 –4）。

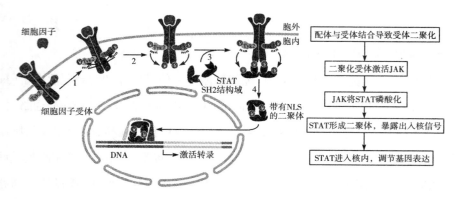

图 5 – 4 JAK – STAT 信号通路图

二、MAPK 信号通路

丝裂原活化蛋白激酶（mitogen-activated protein kinase，MAPK）信号通路简称为 MAPK 信号通路，是生物体内高度保守的信号通路。丝裂原活化蛋白激酶（MAPK）信号通路是生物体内重要的信号转导系统之一，活化的丝裂原活化蛋白激酶（mitogen-activated protein kinase，MAPK）通过磷酸化核转录因子、细胞骨架蛋白及酶类等，参与细胞增殖、分化、转化及凋亡的调节，并与炎症、肿瘤等多种疾病的发生密切相关。MAPK 信号通路又可分为细胞外信号调节激酶（extracellular-signal regulated protein kinase，ERK）、c-Jun 氨基末端激酶（c-junamino terminal kinase，JNK）/应激激活蛋白激酶（stress-activated protein kinase SAPK）、P38MAPK 及 ERK5/BMK1 共 4 条途径（图 5 – 5）。ERK、JNK、P38、ERK5/BMK1 可以由不同的刺激因素激活，形成不同的转导通路，激活各不相同的转录因子，介导不同的生物学效应，但这几条通路存在广泛的通话即"cross talk"，从而导致通路间产生相互协同或抑制作用。

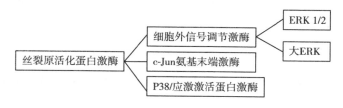

图 5 – 5 经典 MAPK 信号传导通路

MAPK 信号转导遵循保守的三级激酶级联传递模式。膜外刺激通过膜上受体激活 MAPK 激酶(MPKKK),活化的 MAPKKK 激活 MAPK 激酶(MAPKK),最后活化的 MAPKK 激活 MAPK。MAPK 家族不同成员具有不同的上游激酶,各通路之间具有复杂的交汇。

(一) Ras-Raf-ERK 途径

在细胞信号转导各通路中,Ras-Raf-ERK 通路是迄今研究得比较清楚的一条通路,ERK 分为 ERK1 和 ERK2 两个亚型(分别为 p44 与 p42),该通路参与了细胞生长、发育、增殖、分化等多种生理病理过程。

(二) JNK 途径

c-Jun 氨基末端激酶(c-Jun N-terminal kinase,JNK)家族是 20 世纪发现的促 MAPK 超家族成员之一,属于进化上保守的丝氨酸/苏氨酸蛋白激酶。大量实验提示,JNK 信号通路在细胞分化、凋亡、应激反应及多种疾病的发生与发展中起着至关重要的作用,因此 JNK 信号通路是生物机体正常与病理状态时细胞内一个重要调节靶点。JNK 与 p38 MAPK 被称为"应激诱导"的 MAPK,可被多种应激刺激活化,如 LPS、TNF-α、IL-1 等。Waetzig、Hommes 研究认为 MAPK 对炎症性肠病 IBD 的发病有着重要作用,其研究发现 IBD 患者炎性结肠黏膜的 p38a、JNK1/2 及 ERK1/2 活化增强,给予重度克罗恩病(CD)患者 JNK、p38MAPK 抑制剂 CNI1493 进行治疗,可改善患者的临床症状,降低疾病活动指数,对克罗恩病(CD)患者有益。在动物 DSS 结肠炎模型中,使用 JNK 通路抑制剂 SP600125 和 p38MAPK 通路抑制剂 SB203580,对缓解结肠炎有益。

(三) P38 MAPK 途径

P38 是由 360 个氨基酸残基组成的相对分子质量为 38 000 的蛋白质,与 JNK 同属 SAPK。p38 MAPK 可以由细胞外的多种应激包括紫外线、放射线、热休克、促炎因子、特定抗原及其他应激反应活化,在凋亡、细胞因子产生、转录调节及细胞骨架识别中起重要作用。p38 MAPK 级联反应包括 4 种激酶:PAK(p21 activated kinase,MAPKKKK)、ML(MAPKKK、MKKK 或 MEKK)、MKK3/6/4(MAPKK、MKK 或 MEK)和 p38 MAPK(MAPK),它们构成了一个连续的蛋白激酶反应链。p38 MAPK 可影响多种细胞因子的产生,用 LPS 刺激大鼠巨噬细胞后,可致巨噬细胞内 p38 MAPK 的磷酸化,抑制这一步磷酸化可减轻甚至完全阻断巨噬细胞内肿

瘤坏死因子 α（TNF-α）的产生，说明炎性反应中 TNF-α 的产生与 p38 MAPK 激活密切相关。Suni 等发现 p38 通路参与 IL-1B 诱导的 caco-2 细胞和 HT-29 细胞对 CXCL8 和 CXCL10 的调节，同时也参与了 TNF 诱导人的结肠肌成纤维细胞的 CCL2 和 CXCL10 的表达（图 5 - 6）。

（四）ERK5/BMK1 途径

ERK5 通路是一种非典型的 MAPK 通路，也叫大 MAPK 通路（Big MAPK/BMK1），可以被各种刺激因素激活，包括一些有丝分裂原、EGF、NGF、VEGF、FGF2、BDNF、溶血磷脂酸、佛波酯和一些细胞应激，如氧化、紫外照射和渗透压干扰。ERK5 是 MAPK 信号转导通路中相对较新的一条通路，此通路与疾病之间的关系还有待研究。已有实验表明 MEK5-ERK5 信号转导通路通过三级酶促级联反应将氧化应激、剪切力、缺血、低氧、炎症等刺激信号传到细胞核内，调控着内皮细胞、巨噬细胞、血管平滑肌细胞等多种细胞的增殖、迁移、分化、衰老、凋亡等，与动脉粥样硬化的发生、发展有着十分密切的关系（图 5 - 6）。

沈文拥等的实验发现，在伴有脂代谢障碍的糖尿病（SD）大鼠胰腺泡组织血管上发现，其 ERK5 mRNA 主要在胰腺血管上表达水平糖尿病组较对照组明显增高（$P < 0.01$），ERK5 的高表达可能是高脂血症患者易发胰腺炎的重要发病基础之一。

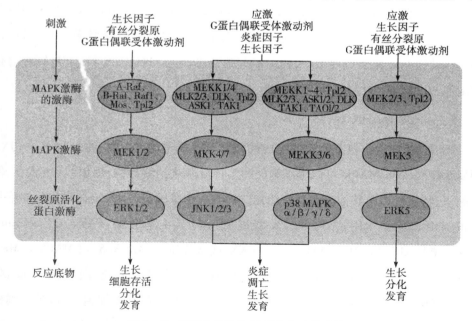

图 5 - 6　MAPK 信号传导通路生理学功能

三、NF-κB 信号通路

NF-κB 信号通路称为核因子(nuclear factor -κB)信号通路,也是近年来研究最热的一条炎症信号通路。NF-κB 存在于体内多种细胞内,广泛参与基因转录的调节。目前已发现 NF-κB 调控的靶基因多达 100 多种,包括细胞因子、趋化因子、生长因子、黏附因子、某些急性期反应蛋白及参与免疫识别的受体和抗原递呈的蛋白质等。在哺乳动物,NF-κB 家族由 p50、p52、p65、c-Rel 和 RelB 共 5 个成员组成,由 *NFKB1*、*NFKB2*、*RELA*、*REL* 和 *RELB* 基因进行编码。它们都具有一个 N 端 Rel 同源结构域(RHD),负责其与 DNA 结合及二聚化。另外,在 p65、c-Rel 和 RelB 中,存在着转录激活区域——TAD,对基因的表达起正向调节的作用。p50 和 p52 不存在转录激活区域,它们的同型二聚体可以抑制转录(图 5 - 7)。

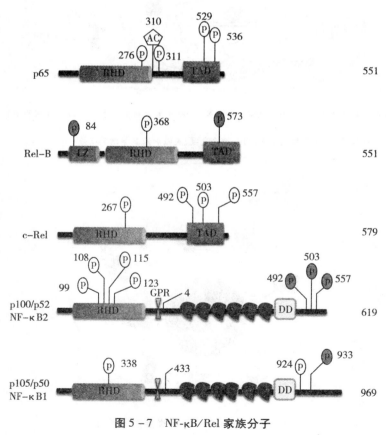

图 5 - 7　NF-κB/Rel 家族分子

最基本的 NF-κB 信号通路,包括受体和受体近端信号的衔接蛋白、IκB 激酶复合物,IκB 蛋白和 NF-κB 二聚体。当细胞受到各种胞内外刺激后,IκB 激酶被激活,从而导致 IκB 蛋白磷酸化和泛素化,然后 IκB 蛋白被降解,NF-κB 二聚体得到释放。进而 NF-κB 二聚体通过各种翻译后的修饰作用而被进一步激活,并转移到细胞核中。在细胞核中,它与目的基因结合,以促进目的基因的转录(图 5-8)。

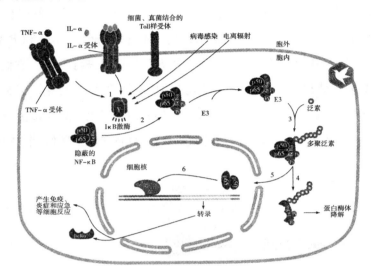

[细胞因子→细胞因子受体→IκB 激酶→IκB(N 端 Ser 磷酸化后被泛素-蛋白酶体系统降解)NF-κB→(暴露 NLS)→激活靶基因转录(包括 IκB 基因)→产生免疫、炎症和应激等细胞反应]

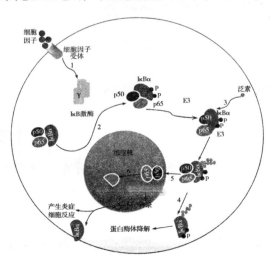

图 5-8   NF-κB 介导的炎症信号通路

NF-κB 蛋白可形成许多同源和异源二聚体(还包括三聚体形式)存在于胞质内,其中最常见的是存在于大多数细胞的 p65/p50 异二聚体。NF-κB 二聚体与 IκB 蛋白结合和 DNA 结合。不同的二聚体可影响 NF-κB 与 DNA 不同位点的结合,从而调控不同的基因。在"静息"状态,这些二聚体与其抑制蛋白(IκB)结合,以无活性的形式存在于细胞质。IκB 有多种亚型,包括 IκBα、IκBβ、IκBγ、IκBδ、IκBε、p105、p100 和 Bcl-3,其中 IκBα 与 RHD 结合后对 NF-κB 的抑制作用最强,被降解后恢复的也最快。

NF-κB 通路有两条信号转导活化途径(图 5-9)。一是依赖 IκB 丝氨酸磷酸化途径。这是 NF-κB 通路活化最主要的途径,反应迅速,可使 NF-κB 在 5 分钟内活化并达到峰值。二是依赖 IκB 酪氨酸磷酸化途径。只有少数细胞中存在该活化途径,这条途径是通过 IκB 酪氨酸磷酸化来活化 NF-κB,该途径可使 NF-κB 的活性在 2~4 小时后达到峰值。

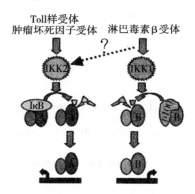

图 5-9　NF-κB 信号活化转导途径

活性氧簇(reactive oxygen species, ROS)是此途径中重要的第二信使。很多胞外炎症刺激信号都可以引起 NF-κB 信号通路的激活,如促炎症细胞因子(TNF-α)、IL-1、细菌脂多糖(LPS)、T 细胞及 B 细胞有丝分裂原、病毒双链 RNA 及各种物理和化学压力等。虽然这些胞外刺激所产生的胞内早期信号途径各不相同,但一般认为,大多数此类胞外刺激起始的信号传递反应将最终激活 IKK 复合物。在这个传递过程中,衔接蛋白起着重要的作用。NF-κB 信号通路中,有许多共同的中间的信号产物,特别是 IKK 复合物的上游信号,如 TRAF(TNF 受体相关因子)。TRAF 是 IKK 复合物上游信号的衔接蛋白,在炎症 NF-κB 信号通路中起着重要作用,能直接或间接与多种 TNF 和 IL-1/Toll 样受体家族成员结合,介导多种下游信号通路的传导。

TRAF 蛋白家族一共有 7 个成员,在 NF-κB 信号通路中,TRAF2、TRAF5 和 TRAF6,在激活 IKK 复合物方面起着重要的作用。另外,TRAF3 既可以介导 NF-κB 经典信号通路,也可以介导非经典信号通路,在经典信号通路中,其可以与受体直接作用激活 IKK 复合物。而在非经典信号通路中,TRAF3 通过 NIK(NF-κB 诱导激酶)激活 IKKα,从而激活信号通路,从而影响细胞的生存、增殖、分化和死亡,并参与多个生物学过程的调控。在几乎所有的 NF-κB 信号通路中,TRAF 都是关键的信号中间物。

方德周研究发现,酒精性肝病合并 HBV 感染并发肝衰竭会激活 NF-κB 信号通路,并上调 IL-8、TNF-α 和 Cleaved Caspase-3 基因和蛋白的明显表达,对肝脏造成了极其严重的损伤,还造成肝脏组织或细胞炎症的发生和细胞凋亡及组织纤维化。

参考文献

[1]Cai B, Cai J P, Luo Y L, et al. The specific roles of JAK / STAT signaling pathway in sepsis [J]. Inflammation, 2015, 38(4): 1599 – 1608.

[2]O'Shea J J, Gadina M, Schreiber R D. Cytokine signaling in 2002: new surprises in the Jak/ Stat pathway [J]. Cell, 2002, 109 Suppl: S121 – S131.

[3]Vaidya A B, Arasu P. Tandemly arranged gene clusters of malarial parasites that are highly conserved and transcribed [J]. Mol Biochem Parasitol, 1987, 22 (2 – 3): 249 – 257.

[4]STAT signaling in immunity and disease [J]. J Immunol, 2015, 194(1): 21 – 27.

[5]Meyer S C, Levine R L. Molecular pathways: molecular basis for sensitivity and resistance to JAK kinase inhibitors [J]. Clin Cancer Res, 2014, 20 (8): 2051 – 2059.

[6]Brown M D. Sacks D B. Com partmentalised MAPK pathways[J]. Handb Exp Pharmacoj, 2008, (18)61: 205－235.

[7]Coulombe P, M eloche S. Atypical mitogen－activated protein kinases: structure, regulation and functions[J]. Biochim Biophys Acta, 2007, 1773: 1376—1387.

[8]Waetzig G H, Seegert D, Rosenstiel P. Nikolaus Schreiber S. p38 mitogen—activated protein kinase is activated and linked to TNF. alpha signaling in inflammatory bowel disease[J]. Immunof, 2002, 168: 5342－5351.

[9]Homm es D, van den Blink B, Plasse T, et al. Inhibition of stress－activated M AP kinases induces clinical improvement in moderate to severe Crohn's disease[J]. G－sfrDP rOjDy, 2002, 122: 7－14.

[10]Aomatsu T, Imaeda H, Takahashi K, et al. Tacrolimus (FK5061) suppressesTNF-a induced CCL2(M CP-1)and CXCL10(IP-10) expression via the inhibition of p38 MAP kinase activation in hum an colonic myofibroblasts[J]. Int M of Me, 2012, 30: 1152－1158.

[11]王建茹,刘萍. 胞外信号调节激酶 5 与动脉粥样硬化关系的研究进展[J]. 中华中医药学刊,2016(9): 2126－2129.

[12]沈文拥,陈伟庆,唐鹏. 糖尿病大鼠胰腺泡组织中 ERK5 的表达及意义[J]. 第三军医大学学报,2010(7):692－695.

[13]Waldner M J, Neurath M F. Mechanisms of immune signaling in colitis－associated cancer[J]. Cell Mol Gastroenterol Hepatol, 2015, 1: 6－16.

[14]Perkins N D. Post－translational modifications regulating the activity and function of the nuclear factor kappa B pathway[J]. Oncogene 25: 6717－6730.

[15]徐海燕,刘海浪,张媛媛,等. TNFR2 激活 NF－kB 信号通路调控线粒体融合蛋白 OPA1 在心力衰竭中的作用[J]. 东南大学学报,2020,39(1): 17－22.

[16]G Muto G, Kotani H, Kondo T, et al. TRAF6 is essential for maintenance of regulatory T cells that suppress Th2 type autoimmunity[J]. PLoS One,2013,8(9):e74639.

[17]赵思嘉,许蔚起,刘娜,等. MiR – 146a 通过抑制 TRAF6 减轻自身免疫性心肌炎大鼠心脏炎症并改善其心功能[J]. 中国分子心脏病学杂志,2015(1): 1202 – 1205.

[18] Gilmore T D. Introduction to NF – KB: players, pathways, perspec – tive [J]. Oncoqene, 2006,25(51): 6680 – 6684.

[19] Sun S C. Non – canonical NF – κB signaling pathway[J]. Cell Res, 2011, 21(1): 71 – 85.

[20] Vallabhapurapu S, Matsuzawa A, Zhang W, et al. Nonredundant and comple-mentary functions of TRAF2 and TRAF3 in a ubiquitination cascade that activates NIK – dependent alternative NF – kappaB signaling [J]. Nat Immunol, 2008, 9 (12): 1364 – 1370.

[21] Zarnegar B J, Wang Y, Mahoney D J, et al. Noncanonical NF – kappaB acti-vation requires coordinated assembly of a regulatory complex of the adaptors cIAP1, cIAP2,TRAF2 and TRAF3 and the kinase NIK[J]. Nat Immunol, 2008,9(12): 1371 – 1378.

[22]方德周,方彦旭,贾星星. 酒精性肝病合并 HBV 感染并发肝衰竭对 NF – κB 信号通路的影响[J]. 基因组学与应用生物学, 2020(3): 1381 – 1386.

第 六 章

肿瘤分子病理学

第一节　癌基因与抑癌基因

人类对癌症的认识是不断发现、探索的过程,自从 20 世纪 70 年代第一个癌基因 *src* 和第一个抑癌基因 *Rb* 被克隆鉴定以来,目前已经确定了数百个癌基因和抑癌基因。通过对这些癌基因和抑癌基因功能的研究发现,它们广泛存在于细胞内,参与细胞增殖、分化、凋亡等正常生理过程的调节,是细胞生命活动中不可缺少的重要组成成分。当细胞受生物或各种致瘤因素的作用时,可引起癌基因或抑癌基因结构或表达水平的异常,导致癌基因活性过高或抑癌基因活性过低,进而促进肿瘤的发生和发展。因此,从一定意义上说,肿瘤的发生是癌基因激活或抑癌基因失活的最终结果。人们对癌基因和抑癌基因的研究,不仅有助于对肿瘤发展机制的认识,而且能够为肿瘤防治提供重要理论依据及药物作用靶点。

一、癌基因

癌基因(oncogene)是基因的一类,指人类或其他动物细胞(及致癌病毒)固有的基因,可以通过其表达产物在体外引起正常细胞转化,在体内引起癌瘤的一类基因,又称为转化基因。癌基因首先发现于以 Rous 肉瘤病毒为代表的逆转录病毒中,这些逆转录病毒基因组中含有某些 RNA 序列,能够导致病毒致瘤或导致细胞恶性转化,被称为病毒癌基因(viral oncogene)。随后人们发现在正常细胞基因组中也存在与病毒癌基因相似的 DNA 序列,这类基因无促癌活性,称为原癌基因(proto-oncogene),其表达产物参与细胞增殖、分化等重要生理调节过程。当细胞受到各种生物、理化等因素作用时,原癌基因可通过突变、重组等发生结构或表达水平的异常,成为能促进细胞转化的癌基因,最终引起肿瘤的发生。

157

(一) 癌基因种类

1. 癌基因的发现

癌基因的发现与肿瘤病毒密不可分。早在 19 世纪末期,肿瘤的成因就已经成为医学界的研究热点。当时的实验已经表明,某些动物中发现的肿瘤是具有传染性的。在 1911 年,洛克菲勒医学研究所的 Peyton Rous 发现通过鸡肉瘤组织接种可使鸡发生肿瘤,随后他又发现将鸡肉瘤组织的无细胞滤液注射到健康鸡体内也能使鸡产生肉瘤。通过多年研究,他证实了是一种病毒导致健康鸡产生肿瘤,并将之命名为罗氏肉瘤病毒(Rous's sarcoma virus,RSV)。1970 年,Temin 和 Batimore 证实 RSV 是一种逆转录病毒。同年,VarmuS 和 Bishop 工作组在 RSV 中分离出了第一个癌基因 src(rabbit squamous cell carcinoma)。他们发现,不光在 RSV 病毒感染后的细胞中可以检测到 src 基因,在正常的细胞中也能够检测到 src 基因的存在。此后,一系列的实验证明,src 基因在几乎所有高等生物基因组中均存在,为了将病毒和正常细胞中的 src 基因进行区分,人们将病毒 src 基因称为 v-src,将正常细胞中的 src 基因称为 c-src。研究已经证实 src 基因能够编码一种酪氨酸激酶,通过使蛋白质发生酪氨酸磷酸化,参与细胞增殖相关的信号转导,是细胞的正常组分。由于 RSV 等逆转录病毒的 DNA 是与宿主 DNA 整合后进行复制的,因此被病毒感染的细胞,可因 src 基因拷贝数的增多而引起细胞的过度增殖。

2. 癌基因的分类

病毒学研究发现,肿瘤病毒大体上可以分为两类,其中一类如 RSV 自带致癌基因,所以它们来势汹汹,一旦感染,细胞便会在短时间内产生肿瘤。另一类病毒没有携带致癌基因,它们产生肿瘤的机制是整合到宿主细胞中,通过激活宿主细胞中原癌基因的表达来产生肿瘤。原癌基因是存在于正常细胞基因组中与病毒癌基因十分相似的 DNA 序列,它们编码的蛋白质产物在细胞生长、增殖等方面具有重要的调控作用。目前研究发现,这些原癌基因编码蛋白主要涉及生长因子、生长因子受体、信号转导蛋白、转录因子、细胞周期调节蛋白等(表 6 – 1)。这些基因功能正常时不会导致肿瘤,一旦基因表达或调控出现异常,能使细胞发生转化。

表6-1　常见原癌基因及相关肿瘤

分类	原癌基因	活化机制	相关人类肿瘤
生长因子			
PDGF-β	SIS	过度表达	星形细胞瘤、骨肉瘤
FGF	FGF3	扩增	胃癌、膀胱癌、乳腺癌、黑色素瘤
HGF	HGF	过度表达	肝细胞癌、甲状腺癌
生长因子受体			
EGF 受体家族	ERB-B1	突变	肺癌
EGF 受体家族	ERB-B2	扩增	乳腺癌、卵巢癌、肺癌和胃癌
FMS 样酪氨酸激酶 3	FLT3	点突变	白血病
促神经因子受体	RET	点突变	MEN2A 和 2B、家族性甲状腺髓样癌
PDGF 受体	PDGFRB	过度表达、易位	胶质瘤、白血病
PDGF 受体	PDGFRA	过度表达、易位	白血病、胃肠间质肿瘤
KIT 受体	KIT	点突变	胃肠间质肿瘤、精原细胞瘤、白血病
ALK 受体	ALK	转位、融合基因	肺腺癌、淋巴瘤、神经母细胞瘤
信号转导蛋白			
G 蛋白	RAS	点突变	结肠、肺、胰腺肿瘤
G 蛋白	HRAS	点突变	膀胱和肾肿瘤
G 蛋白	NRAS	点突变	黑色素瘤、造血系统肿瘤
非受体型酪氨酸激酶	ABL	转位	CML、ALL
RAS 信号转导蛋白/激酶	BRAF	点突变	黑色素瘤、白血病、结肠癌等
转录因子	C-MYC	转位	Burkitt 淋巴瘤
转录因子	N-MYC	扩增	神经母细胞瘤、小细胞肺癌
转录因子	L-MYC	扩增	小细胞肺癌
细胞周期调节蛋白			
CYCLIN D	CCND1	转位	套细胞淋巴瘤、多发性骨髓瘤
CYCLIN D	CCND1	扩增	乳腺癌、食管癌
周期素依赖激酶 4	CDK4	扩增或点突变	胶质母细胞瘤、黑色素瘤、肉瘤

（1）生长因子（growth factors）

生长因子是细胞分泌到细胞膜外的一类蛋白质，它们可以结合到其他细胞的膜外受体上激活细胞的生长。肿瘤细胞往往分泌过量的生长因子，这些生长因子可以和自身细胞或周围的肿瘤细胞膜表面受体结合，从而促进肿瘤的生长。

（2）生长因子受体（growth factor receptors）

生长因子受体可以与细胞膜外的生长因子结合，从而将信号传导到细胞内部，激活细胞生长。

（3）信号传导蛋白（signal transducers）

细胞内有许多蛋白质负责信号的传递，处在信号传递关键位置的蛋白质的激活往往能够影响整个信号通路的活性。如上文提到的 *src* 基因的主要作用就是将细胞膜上受体的信号传递到细胞核内，从而激活下游基因的表达。

（4）转录因子

转录因子是可以与对应靶基因的启动子区域结合，从而直接调控靶基因的转录活性的蛋白质。

（5）细胞周期调节蛋白（cell cycle regulatory proteins，CCRP）

周期素（cyclin）和周期素依赖性激酶（cyclin-dependent kinase，CDK）复合物是调控细胞周期进行的重要蛋白质。周期素的量呈细胞周期依赖性升降，而且细胞周期的不同时期出现不同的周期素。CDK 的活性受 CDK 抑制物（CDK inhibitor，CKI）抑制，如 p16、p21、p27 等，同时 CKI 的表达也受上游分子的调控。

（二）癌基因活化的机制

原癌基因转变为细胞癌基因的过程，称为原癌基因的激活。原癌基因常见的激活机制包括以下 3 种。

1. 突变引起蛋白质结构与功能的变化

基因突变是癌基因激活的一种主要方式，包括点突变（point mutation）和缺失突变，前者指基因的核苷酸序列发生了变化，后者指基因的核苷酸组成发生了丢失，最终结果导致其编码的蛋白质发生功能的改变。例如，在肺癌研究中发现，少烟或无烟接触史的亚洲裔、女性、肺腺癌患者中的 *ERBB*1 基因突变发生率高达

40%~45%,主要体现在该基因 18~21 号的外显子突变(最常见的是 19 号外显子的缺失和 21 号外显子上的 L858R 位点突变),导致编码大量表皮生长因子受体(EGFR)酪氨酸激酶,激活了下游重要的信号通路(如 ALK 通路),从而导致细胞增殖、存活、转移及血管生成。针对这些相关突变的酪氨酸激酶抑制剂,如吉非替尼、厄洛替尼等已成为临床重要的靶向药物,在伴有此类突变的肿瘤尤其是非小细胞肺癌的治疗中,收到了较好效果。

2. 基因扩增导致拷贝数增加

特定基因的过度复制和拷贝数增加,导致特定的基因产物过量表达。例如,*MYC* 基因是细胞内常见的癌基因,因拷贝数增加而引起表达水平的升高是 *MYC* 功能异常的重要原因;约 30% 的儿童神经母细胞瘤中能检测到 *N-MYC* 基因拷贝数增加及 *MYC* 蛋白质增多。此外,在急性早幼粒细胞白血病、乳腺癌、膀胱癌、前列腺癌、大肠癌、食管癌等多种肿瘤细胞中都存在 *MYC* 扩增现象。HER/NEU 是 EGFR 家族的成员之一,在细胞生长、分化及凋亡中发挥重要调节作用。该家族包括 EGFR(HER1 或 *ERBB*1)、HER2(NEU 或 *ERBB*2)、HER3(*ERBB*3)、HER4(*ERBB*4)四大成员。在大多数人类肿瘤中,原癌基因的激活方式是基因扩增。在乳腺癌、卵巢癌、肺腺癌、胃癌等肿瘤中发现了 *ERBB*2(*HER2/NEU*)基因扩增,目前以 HER2 为靶点的单克隆抗体药物赫赛汀或 HER2 的激酶活性抑制剂——拉帕替尼均已成为用于治疗有 HER2 扩增的肿瘤,尤其是乳腺癌的重要靶向药物,并收到了良好的临床效果。

3. 染色体重排使癌基因转录水平升高或其表达蛋白结构异常

原癌基因所在的染色体发生染色体重排,导致原癌基因的表达异常或结构与功能的异常,常见于血液肿瘤及淋巴瘤中。一方面,原癌基因可因染色体转位被置于强启动子控制下,使得转录增加,过度表达。例如在 Burkitt 淋巴瘤中最常见到 *MYC*(8q24)原癌基因易位到 *IgH* 或 *IgL* 基因,导致 *MYC* 激活,引起其产物异常表达,最终肿瘤细胞无节制增殖并形成肿瘤。常见易位分别是:①t(8;14)(q24;q32)及其变异型 t(8;14;18),形成 *C-MYC*/IgH,约占 85%。②t(8;22)(q24;q11),形成 *C-MYC*/Igλ,约占 10%。③t(2;8)(p12;q24),形成 *C-MYC*/Igκ,约占 5%。另一方面,由于染色体易位产生具有致癌能力的融合基因或嵌合基因,编码融合蛋白形成,导致细胞恶性转化。最经典的融合基因见于慢性髓细胞白血病,易位使 9 号染色体长臂(9q34)上的原癌基因 *ABL* 和 22 号染色体(22q11)上的 *BCR*(break point cluster region)基因重新组合,形成 *BCR-ABL* 融合基因。该融合基因具有增高了的酪氨酸激酶活性,激活一系列下游的信号通路(JAK-STAT),使细胞在没有生长因子情况下启动增殖信号,导致白血病发生。除了慢性髓细胞白血病外,其他血液恶性肿瘤也常常检测到染色体易位及相关融合基因,如急性早幼粒细胞白血病 t(15;17)易位,形成 *PML-RARA* 融合基因;又如急性髓系白血病伴有 t(8;21)(q22;q22.1),*RUNX*1-*RUNX*1*T*1 融合基因;再如急性髓系白血病伴有 inv(16)(p13.1q22)或 t(16;16)(p13.1;q22),*CBFB-MYH*11 融合基因等。

二、抑癌基因

与原癌基因相反,正常细胞内存在着一类可抑制细胞生长并具有潜在抑癌作用的基因,称为抑癌基因(tumor suppressor gene,TSG)。抑癌基因在控制细胞生长、增殖及分化过程中起着十分重要的负调节作用,它与原癌基因相互制约,维持正负调节信号的相对稳定。当这类基因在发生突变、缺失或失活时可引起细胞恶性转化而导致肿瘤的发生。常见的抑癌基因和人类肿瘤如下(表6-2)。

表6-2 常见的抑癌基因和相关肿瘤

基因	染色体定位	功能	相关的体细胞肿瘤	与遗传型突变相关的肿瘤
APC	5q21	抑制 Wnt 信号转导	胃癌、结肠癌、胰腺癌、黑色素瘤	家族性腺瘤性息肉病、结肠癌
RB	13q14	调节细胞周期	家族性视网膜母细胞瘤、骨肉瘤	视网膜母细胞瘤、骨肉瘤、乳腺癌、结肠癌、肺癌
p53	17p13	调节细胞周期和转录,DNA 损伤所致的凋亡	大多数人类肿瘤	Li-Fraumeni 综合征、多发性癌和肉瘤
WT-1	11p13	转录调控	肾母细胞瘤	家族性肾母细胞瘤
*P*16	9p21	周期素依赖激酶抑制物(CK1)	胰腺癌、食管癌、黑色素瘤、乳腺癌	家族性恶性黑色素瘤

基因	染色体定位	功能	相关的体细胞肿瘤	与遗传型突变相关的肿瘤
NF-1	17q11	间接抑制 *ras*	神经母细胞瘤	Ⅰ型神经纤维瘤病、恶性外周神经鞘膜瘤
BRCA-1	17q21	DNA 修复		女性家族性乳腺癌和卵巢癌
BRCA-2	13q12	DNA 修复		男性和女性乳腺癌
VHL	3p25	调节 HIF	肾细胞癌、嗜铬细胞瘤	遗传性肾细胞癌、小脑血管母细胞瘤

(一)抑癌基因失活的机制

引起抑癌基因功能失活的机制主要有杂合性丢失(loss of heterozygisity,LOH)、单倍体不足、多态性、DNA 甲基化和基因组印记等。

1. 杂合性丢失(LOH)

LOH 指的是位点上两个多位点性的等位基因中一个出现缺失,由此可导致基因缺失,而位于等位基因附近的 DNA 多态标记也随着共同缺失。引起 LOH 发生的机制包括:①染色体易位;②基因转变;③缺失;④染色体断裂或丢失;⑤单链或双链同源和异源染色体有丝分裂重组;⑥染色体融合或者丝粒头尾融合;⑦整条染色体丢失,伴或不伴剩余染色体的复制;⑧染色体不分离或染色体不分离伴随复制,导致染色体部分或全部丢失。检测 LOH 的方法有很多,包括微卫星聚合酶链反应、单链构象多态性、多重连接探针扩增技术(MLPA)、寡核苷芯片、多重扩增和探针杂交(MAPH)、限制性片段长度多态性分析、核型分析及单核苷酸多态性芯片分析等方法。

2. 单倍体剂量不足

TSG 失活的方式并不都符合 Knudson 的"二次打击"学说。虽然对许多基因来说,单个的等位基因就足以维持其正常的功能,只有两个等位基因同时发生突变或丢失即遭受"二次打击"时,才导致 TSG 的失活,促进恶性转变。但对于某些具有单倍体不足特性的基因来说,仅单个等位基因的突变即可引起表型的改变。单倍体不足现象对基因的剂量水平十分敏感,基因剂量的下降即可导致表型改变,促使肿瘤形成。

3. DNA 甲基化

TSG 的异常甲基化是肿瘤发生的重要机制之一,主要表现为启动子区 CpG 岛的高甲基化。DNA 高甲基化引起基因失活和转录抑制的机制如下。①DNA 甲基化直接干扰特异性转录因子与各自启动子的识别位置结合。②通过在甲基化 DNA 上结合特异性的转录阻遏物起作用。③DNA 甲基化改变染色质结构,甲基化的胞嘧啶突入 DNA 双螺旋结构的大沟,抑制转录因子与 DNA 的结合。TSG 启动子区 CpG 岛的高甲基化是许多肿瘤发生的重要事件,如视网膜母细胞瘤基因(*RB*)、*VHL*、*P16INK4*、错配修复相关基因 *hMLHL* 及乳腺癌易感基因(*BRCA*1)等。启动子区 CpG 岛的高甲基化可以影响细胞周期,DNA 修复,肿瘤的代谢,血管发生、凋亡,细胞间相互作用等与肿瘤发生密切相关的因素。

4. 基因组印记

基因组印记是一种在基因组 DNA 水平对双亲等位基因特异性的修饰作用,该修饰作用是在胚胎发育早期形成的。印记的基因只占人类基因组中的少数,可能不超过 5%,但在胚胎的生长和行为发育中起着至关重要的作用。基因印记功能的紊乱会导致多种疾病,其可通过 3 种方式影响 TSG。①印记基因只有一个活性等位基因,印记基因的突变更容易造成印记的 TSG 失活,有利于肿瘤形成。②LOH 可以使单个等位基因具有活性的肿瘤抑制基因丢失,这样就使 TSG 在只接受了一次打击的情况下就失活,从而促进肿瘤的发生。③印记缺失(loss of imprinting,LOI)是指正常不表达的等位基因异常激活或正常表达的等位基因异常沉默,涉及所有儿童期的胚胎性肿瘤,包括卵巢癌、肝癌、乳腺癌、肺癌及其他肿瘤。LOI 导致 TSG 的失活,促进肿瘤发生,但在癌旁非瘤组织中或癌前病变组织中也检测到了 LOI,一般认为 LOI 是肿瘤发生过程中的早期事件。因此,LOI 事件可能会成为肿瘤早期诊断的指标。

(二) 常见的抑癌基因

1. 视网膜母细胞瘤基因(retinoblastoma, *RB* 基因)

RB 基因是世界上第一个被克隆和完成全序列测定的抑癌基因,定位于染色体 13q14,编码 928 个氨基酸组成的蛋白质,分子量约 105 kDa,称为 P105-RB。RB 蛋白分布于核内,是一类 DNA 结合蛋白,在调节细胞周期中发挥重要作用。在细胞周期的 G_1 期,RB 蛋白在被 Cyclin-CDK(通常是 CyclinD/CDK4 或 CyclinE/CDK2) 磷酸化后变成 p-RB,可以释放结合在其上的 E2F。E2F 是转录因子,促进 S 期所必需的 Cyclin(细胞周期蛋白)、CDK 蛋白的转录,细胞才能从 G_1 期进入 S 期。*RB* 基因突变,RB 蛋白缺失或者 RB 蛋白调节 E2F 转录调节因子的能力受损,都会导致 E2F 的转录活性处于无控状态,发生 G_1/S 期紊乱。

很多致癌因素都可以通过影响 RB 功能,引起细胞转化,如人乳头状瘤病毒 (human papilloma virus, HPV) 的感染是宫颈癌的主要致癌因素,该病毒编码的 E7 蛋白能与 RB 形成复合物,阻止其与 E2F 的结合,从而影响 RB 的功能。除了病毒编码蛋白之外,其他癌蛋白,如 Myc,也能够干扰 RB 的磷酸化,使之失去对细胞周期的调控功能,造成细胞周期的紊乱。

2. *p53* 基因

p53 基因是继 *RB* 基因发现以后又一个重要的抑癌基因,于 20 世纪 70 年由美国免疫学家 Lloyd J. Old 研究组发现,是迄今发现与人类肿瘤相关性最高的基因,大约 50% 的恶性肿瘤中报道 *p53* 基因存在突变。*p53* 基因定位于染色体 17p13.1,长度 20 kb,包含 11 个外显子,编码 p53 蛋白包含 393 个氨基酸。p53 蛋白具有特异的转录激活作用,主要参与调控细胞周期和细胞凋亡的多个基因转录,能够诱导细胞周期的阻滞,促进 DNA 修复,促进细胞老化或细胞凋亡等,保持基因组的稳定性。

人肿瘤细胞基因组测序发现约 50% 的恶性肿瘤中携带 *p53* 基因突变,通常表现为 p53 蛋白 DNA 结合域(DBD)的单核苷酸错义突变,其中 75% 为 R175、G245、R248、Y220、R273 和 R282 的热点突变。*p53* 基因突变绝大部分表现为功能丧失性突变(loss of function),引起细胞周期 G_1/S 期阻滞,DNA 修复功能下降。野生型

p53 蛋白能够转录激活 BCL-2 家族蛋白质的表达,包括 BAX、NOXA（PMAIP1）和 PUMA（BBC3）。其中,BAX 是促凋亡因子,PUMA 和 NOXA 属于 BH3-only 蛋白质,均通过线粒体途径激活凋亡的级联反应。另外,p53 还可以激活细胞外凋亡途径的调节因子,如死亡受体（DRs）Fas、DR4（TNFRSF10A）和 DR5（TNFRSF10B）等。p53 的转录和诱导细胞凋亡都依赖于它的 DNA 结合域,然而肿瘤相关的突变通常发生在 DNA 结合域,导致 p53 失去诱导凋亡的功能。近来发现,突变的 p53 蛋白不仅会丧失原来的肿瘤抑制功能,有些突变体还会获得一些新功能,即发生获得性功能突变（gain of function）。这些突变体所获得的新功能将会进一步促进肿瘤的发生,比如抑制细胞的自噬活动,增加肿瘤的侵袭性和转移,增强耐药性,细胞代谢通路的改变及表观遗传改变等。

3. PTEN 基因

张力蛋白同源的第 10 号染色体缺失的磷酸酶（phosphatase and tensin homology deleted on chromosome ten,PTEN）,即 PTEN 基因,是继 p53 以后被发现的一个重要抑癌基因,是具有双重特异性磷酸酶活性的抑癌基因。PTEN 基因定位于染色体 10q23.3,全长 200 kb,具有 9 个外显子,编码 403 个氨基酸组成的蛋白质。其 cDNA5′端富含 ATG 和多个 CGG 重复序列,是甲基化的结构基础。PTEN 基因第 5 外显子的编码蛋白具有双特异性磷酸酶功能,与蛋白质丝氨酸/苏氨酸酶和蛋白质酪氨酸磷酸酶催化中心同源的结构位于第 122~132 位氨基酸序列,该区域的突变将直接影响 PTEN 蛋白的脂质磷酸酶活性。PTEN 蛋白氨基端与神经突触泡转运相关蛋白 auxilin 及细胞骨架蛋白中的张力蛋白 tensin 高度同源,与细胞周期蛋白 Cdc14 及丝/苏氨酸激酶 GAK 不同程度同源。PTEN 序列高度保守,但也同时存在 PTEN 相关基因如 PTENR1、TPTE 及假基因 PTENP1,在肿瘤发生发展中所发挥的作用有待进一步研究。

PTEN 基因主要信号通路包括过磷脂酰肌醇 3 激酶（PI3K）/蛋白激酶 B（AKT）和丝裂原激活蛋白激酶（MAPK）通路,继而通过细胞凋亡、细胞周期阻滞、细胞迁移等发挥抑癌功能。在 MAPK 信号通路中,PTEN 蛋白负调控 Raf1 的磷酸化水平并影响新生血管的形成,发挥抑癌作用。PTEN 蛋白可抑制黏着斑激酶（FAK）活性并降低 p130cas 的磷酸化水平,而经 FAK/p130cas 信号通路影响细胞生长、迁移和浸润,可抑制生长因子结合蛋白 2(Grb2)及随后的 MAPK 的级联反应。PTEN 蛋白能抑制 PIP3 及 AKT 的活性进而抑制 p53 蛋白的降解,通过细胞周期的负调控实现生长抑制或细胞凋亡。此外,PTEN 蛋白可直接诱导细胞周期依赖性激酶(CDK)调控细胞周期,基因的多态性及其表达过程中的诸多调控因素也将直接影响 PTEN 基因的抑癌效应。

目前研究发现,多种肿瘤与 PTEN 基因异常有关,包括子宫内膜癌、卵巢癌、乳腺癌、肺癌、甲状腺癌、食管癌等,主要通过等位基因缺失、基因突变和甲基化方式使 PTEN 基因失活。目前已发现的突变形式包括缺失突变、错义突变、无义突变和 mRNA 剪接突变等。

第二节 基因-环境交互作用与肿瘤

目前普遍认为,绝大多数肿瘤是环境因素与遗传因素(基因)相互作用的结果。流行病学调查显示的肿瘤分布的地域性、人类细胞体外恶性转化实验及动物致癌实验等都证实了环境因素在肿瘤发生中的病因学作用。然而,同样暴露在特定的致癌环境中,依然有些人发生肿瘤,有些人则不发生肿瘤。这表明虽然环境因素是肿瘤发生的使动因素,但个体的自身因素,如遗传特性、性别、年龄、免疫与营养状况等在肿瘤发生中具有同样重要的作用。因此可以说,肿瘤是环境因素与遗传因素共同作用的结果。本节将介绍目前已知的环境致癌因素和遗传易感因素对肿瘤发生、发展的影响。

一、环境致癌因素

(一)化学因素

所有能引发癌症的化学物质统称为化学致癌物(chemical carcinogen),化学物致癌是人们最先认识的环境致癌因素。早在 1775 年,英国医生 Pott 发现孩童时代做过烟囱清扫工者得阴囊癌的发生率明显增加,他从而推断接触煤烟可能是阴囊癌的致病因素。1915 年,日本学者 Yamigawa 和 Ichikawa 通过煤焦油涂擦兔耳,诱发出了皮肤癌,证明了 Pott 医生关于煤烟致癌的推断。这一实验结果结合流行病学资料,首次证实了化学物质的致癌作用。目前已有许多人工合成或天然存在的化合物,经动物实验或流行病学调查证明具有致癌性。根据其致癌的作用机制分为直接致癌物、间接致癌物和促癌物 3 种。

直接致癌物即进入机体后,直接作用于体内细胞,不需要在体内进行代谢转化即可致癌。这种类型的化学致癌物比较少,主要是一些烷化剂、酰化剂和一些金属元素如镍、镉、铬等。促癌物本身不具有致癌作用,但能促进其他致癌物诱导细胞癌变。

多数化学致癌物进入机体后需通过代谢激活,形成具有高度反应活性的代谢产物才具有致癌性,这称为间接致癌物。间接致癌物的代谢途径非常复杂,主要通过酶促的氧化还原反应和结合反应,其中代谢酶类是致癌物在体内代谢转归的关键。如广泛存在于石油、煤焦油中的多环芳烃,其中致癌性特别强的 3,4 - 苯并芘、1,2,5,6 - 双苯并蒽等皆属于间接致癌物。还有乙萘胺、联苯胺等芳香胺类,它们与橡胶厂和印染厂工人的膀胱癌发生率较高有直接关系,也属于间接致癌物。霉变的食物中普遍存在黄曲霉,尤其是霉变的花生、玉米等谷类中含量最多。黄曲霉产生的黄曲霉毒素已被证明具有致癌作用,其中黄曲霉毒素 B1 的致癌性最强。黄曲霉毒素 B1 是异环芳烃,在肝脏代谢为环氧化物,可使抑癌基因 $p53$ 发生突变而失活,诱发癌变。这种毒素主要诱发肝细胞癌。乙型肝炎病毒(HBV)感染导致的肝细胞慢性损伤和再生可能给黄曲霉毒素 B1 的致突变作用提供了条件,HBV感染和黄曲霉毒素 B1 的协同作用可能是我国肝癌高发地区主要的致肝癌因素。亚硝胺类致癌物可能是引起人胃肠道肿瘤的主要原因之一。肉类食品的保存剂与着色剂中可含有亚硝酸盐,细菌分解硝酸盐也可产生亚硝酸盐。在胃内亚硝酸盐与来自食物的二级胺合成亚硝胺。我国河南林州的食管癌发病率很高,与食物中亚硝酸盐含量较高有密切关系。

多数人类肿瘤可通过特定的化学致癌物在实验动物身上复制出来。例如煤焦油与鳞状细胞癌、黄曲霉与肝细胞癌、芳香胺与膀胱癌,以及氯乙烯与肝血管肉瘤等。通过动物模型所诱发的肿瘤与人类肿瘤的细胞生物学特征也极为相似,动物模型为人们研究化学致癌物的过程和机制提供了便利的条件。研究表明,化学致癌物导致细胞发生癌变是一个多步骤、多阶段的复杂过程。首先是启动阶段,在这一阶段中化学致癌物与 DNA 反应引起细胞突变,这种基因损伤使细胞发生不可逆的结构和功能改变,以致产生恶性生长的潜力。随后进入促进阶段,这一阶段的关键因素是促癌剂。促癌剂本身不与 DNA 相互作用,但是能够促进调控细胞生长的基因表达发生变化,促进细胞的增殖。因此,癌变促进阶段的主要特征是基因异常表达和细胞增殖,促进了癌前病变的形成。促进阶段是癌变的限速步骤,决定恶性肿瘤形成的潜伏期。癌前病变进一步发展,转变成具有侵袭性的肿瘤,且常常伴有向身体其他部位的转移,这一阶段称为进展阶段。在这一阶段,细胞 DNA 损伤更为严重,同时与细胞周期有关的许多基因异常扩增,基因剪接改变,细胞黏附分子异常表达,有时还有新生血管生成,这些均有利于癌细胞的侵袭及转移。化学致癌物致使细胞癌变发生的多基因和多阶段改变的过程,可能也适用于其他环境因素引起的肿瘤。

(二)生物因素

微生物感染是生物致瘤的重要因素,由此引发的肿瘤占全部肿瘤的 20% 左右。对于某些肿瘤而言,病毒感染可能是其发生的主要诱因,如肝癌和宫颈癌。早在 100 多年前, Vilhelm Ellermann 和 Olaf Bang 通过实验证实了白血病细胞的过滤提取物(含有病毒)可诱发鸡的白血病。由于当时人们普遍认为白血病不是一种癌症,因此该发现并未引起重视。随后 Peyton Rous 证明肉瘤细胞提取物可诱发鸡肉瘤,此后致瘤病毒才慢慢引起人们的关注。但是证明病毒与恶性肿瘤的病因学关系却历经了数十年的漫长历程。目前,已经有至少 8 种病毒被证明与人的某些特定肿瘤有关,尽管其相关性的确定程度不同。以下列举几种与微生物感染有关的肿瘤及微生物在肿瘤发生、发展中的作用。

1. 人乳头瘤病毒与肿瘤

人乳头瘤病毒(human papilloma virus, HPV)DNA 约 8 kb,呈双链环状,可引起

内皮细胞肿瘤。20 世纪 70 年代 Harald zur Hausen 首次提出乳头瘤病毒与生殖道肿瘤有关,因此促进了针对 HPV 疫苗的开发,为人类战胜肿瘤做出了重大贡献,这一发现在 2008 年获得了诺贝尔生理学或医学奖。目前已经鉴定出的 HPV 有 100 多种,根据其是否诱发恶性肿瘤分为高危型和低危型。多数亚型属于低危型,可引起良性肿瘤,如 HPV-1、HPV-3、HPV-4 和 HPV-7 可引起寻常疣和扁平疣等良性乳头瘤,HPV-6 和 HPV-11 可引起女性外阴尖锐湿疣等黏膜的良性肿瘤。高危型 HPV 如 HPV-16 和 HPV-18 等亚型则与宫颈癌的发生密切相关。

HPV 基因组分为早期区和晚期区两个区。早期区的基因依次为 $E1 \sim E7$,编码与病毒 DNA 的复制、转录调节和细胞转化等相关的蛋白质。晚期区的基因为 $L1$ 和 $L2$,主要编码病毒衣壳蛋白。高危型 HPV 编码的 E6 和 E7 癌蛋白可引起被感染的细胞永生化,是导致细胞癌变的重要因素。E6 和 E7 蛋白可分别与细胞中的 p53 和 RB 蛋白等肿瘤抑制蛋白结合。E6 蛋白在 E6 相关蛋白分子的介导下与 p53 蛋白结合,通过 E6AP-泛素化途径降解 p53 蛋白,该过程是导致细胞永生化和恶性转化的重要机制。E7 蛋白则与 RB 蛋白结合,使得 RB 与转录因子 E2F 结合受阻,激活细胞周期相关基因促进细胞增殖。当然,E6 和 E7 蛋白与 p53 和 RB 蛋白的结合作用尚不能完全解释其促进细胞永生化和癌变的机制,提示尚有其他通路有待进一步的研究。

宫颈癌是妇科常见的恶性肿瘤之一,全球每年约有 46 万新发病例,每年约有 25 万人死于宫颈癌。大量流行病学研究表明,HPV 感染显著增加了宫颈癌的患病风险,与未感染者相比相对风险增高达 20 ~ 100 倍。据统计,约有 70% 的宫颈癌是由 HPV-16 和 HPV-18 这两种高危型的 HPV 亚型引起。2012 年由美国 Merck 公司研制的专门针对 HPV 的疫苗 Gardasil,经美国食品药品管理局批准上市。Gardasil 包含来自 HPV-6、HPV-11、HPV-16 和 HPV-18 亚型 L1 蛋白构成的病毒样颗粒,这种病毒样颗粒不含有病毒 DNA,因此只会刺激机体产生抗体而不会诱发肿瘤,可以保护接种者免受由这些亚型的 HPV 引起的宫颈癌或其他癌前病变。HPV 疫苗是世界上第一个获准上市的用于预防癌症的疫苗。目前尚无证据证明疫苗是否可以逆转已经发生的宫颈瘤变,对于疫苗是否终身有效也缺乏直接的临床证据。

2. 肝炎病毒与肝细胞癌

乙型肝炎病毒（hepatitis B virus，HBV）属于嗜肝 DNA 病毒，核酸呈双链不完全环状，短链为正链，长链有一缺口为负链。流行病学统计结果显示，全球每年约有 100 多万人死于肝细胞癌，长期携带 HBV 者发展为肝细胞癌的风险明显增高。HBV 的致癌机制目前尚不清楚。体外实验发现，HBV 感染并不会导致细胞永生化或恶性转化，但是 HBV 会攻击人体的免疫系统，通过炎症反应造成持续的肝损伤，进而引起肝细胞代偿性的增生。目前普遍认为长期的肝细胞增殖能力增强是促发肝细胞癌的一个重要原因。一方面炎症坏死继发的细胞再生会使 DNA 复制错误或突变的概率大大增加；另一方面炎症反应能产生局部高浓度的引起细胞大分子损伤的过氧化物和自由基，造成肝细胞和病毒 DNA 损伤、突变、染色体异常，从而使受累细胞生长失控，最终发展为肝细胞癌。还有研究表明，HBV 可能将 DNA 整合到感染的细胞基因组，通过改变细胞遗传物质而致癌，如插入的病毒 DNA 编码合成的 X 蛋白本身就能导致肝癌的发生。X 蛋白能够激活 NF-κB 及其他信号通路，促进包括原癌基因在内的多基因转录，同时 X 蛋白还能够增加转基因鼠对化学致癌物的敏感性。

在 HBV 感染率相对较低的国家，大部分的肝癌患者存在丙型肝炎病毒（hepatitis C virus，HCV）感染。据估计，全球范围内约有 25% 的肝癌与 HCV 感染有关。在意大利，肝癌患者 HCV 抗体检出率为 65%，明显高于普通人群（8%），这也提示 HCV 与肝细胞癌的发生密切相关。

3. EB 病毒与肿瘤

EB 病毒是由 Epstein 和 Barr 于 1964 年首次分离出的与淋巴肿瘤相关的病毒。EB 病毒的 DNA 为双链线状，能编码 30 多种蛋白质，在感染的细胞中可检测出 20 多种特异的结构和非结构蛋白质。多数早期蛋白质与病毒 DNA 合成有关，晚期蛋白质是病毒的结构成分。EB 病毒属疱疹病毒科嗜淋巴细胞病毒属，是多种肿瘤的病原，目前已被列为 I 类致癌因子。EB 病毒可引发非洲 Burkitt 淋巴瘤、鼻咽癌、传染性单核细胞增多症及其他淋巴细胞增生性疾病。EB 病毒感染有明显的宿主和种属依赖性，可能通过与淋巴细胞表面的 CR2（CD21）受体结合而感染宿主细胞。体外实验表明,EB 病毒可使感染的淋巴细胞永生化,也可使宿主细胞转化,同时还发现转化细胞中有残留的 EB 病毒基因序列。促使细胞转化也是目前最广为接受的病毒致瘤机制,即致瘤病毒感染细胞后将其遗传物质整合到感染细胞的染色体上,进而引起细胞生长失控,发生癌变。EB 病毒潜伏感染宿主细胞,表达为 6 种潜伏合抗原(EBNA),2 种潜伏膜蛋白,2 种无 polyA 的小 RNA(EBER)参与病毒转化细胞的某些重要环节。其中,LMP1 可能是 EB 病毒致瘤过程中的关键蛋白。

4. 幽门螺杆菌与胃癌

虽然对于微生物致瘤机制的研究多集中在病毒领域,但随着对幽门螺杆菌(helicobacter pylori, HP)研究的深入,细菌致癌的机制也慢慢被揭示。HP 是由 Marshall 和 Warren 最先从胃内分离并命名的一种弯曲的杆状菌。2005 年,两人被授予诺贝尔生理学或医学奖,以表彰他们发现 HP 并阐明其导致消化性溃疡的致病机制。流行病学研究表明,HP 感染明显增加了胃癌的患病风险,HP 已被列为"有充分证据的人类致癌物"。HP 黏附于胃上皮细胞,导致炎症及活性氧或活性氮的产生,这些导致胃黏膜上皮损伤,进一步诱发癌变。目前已知的与 HP 致癌性有关的基因有很多,其中比较重要的基因有 *cagA*、*vac* 和 *babA2* 等,这些基因编码的蛋白质通过多种途径调控宿主细胞的信号通路,诱导胃上皮细胞发生恶性转化。

(三)物理因素

人们对物理因素的致癌作用研究已有近百年的历史。目前已被证实具有明确致癌作用的物理因素包括电离辐射(ionizing radiation)、紫外线辐射(ultraviolet light)和石棉(asbestos)。

1. 电离辐射

电离辐射源可来自天然或人为。天然的射线主要来自宇宙射线和地球本身的放射性的辐射,包括自然界的土壤、岩石及建筑材料等。其中,氡是主要的天然辐射源之一。绝大多数的人源性的辐射来自医疗,包括影像诊断、核医学和肿瘤放射治疗等。第一种被认识到与辐射暴露有关的肿瘤是皮肤癌。1895 年伦琴发现

X 射线后,医学界很快将它运用到疾病的诊断和治疗中。然而据此 7 年后人们才认识到了辐射暴露的危险,因为人们发现放射工作人员常用手来检测 X 射线管的输出情况,而长期遭受高剂量 X 射线照射的工人患皮肤癌的情况大大增加。最初人们认为高剂量的射线暴露导致的组织损伤是患癌风险增加的主要原因,但随后的观察研究证明,低剂量的辐射暴露亦有致癌风险。日本广岛和长崎在原子弹爆炸后的幸存者是研究辐射暴露与患癌风险关系的最大规模的人群,对这一人群的分析数据初步表明,人类患癌风险与辐射剂量呈函数关系,人体不同器官对辐射的易感性也不相同。这一观察尚在进行中,预期这些个体患实体瘤的风险将保持在较高的水平。

接受医源性辐射的主要是从事辐射诊断和治疗的医务人员及接受影像诊断和放射治疗的患者两类人群。对前一类人群而言,尽管辐射安全防护技术和措施已经非常完善,但依然属于高危职业人群,需定期体检并密切观察,但目前尚无证据表明常规影像诊断的辐射是否会增加成人患癌风险。放射治疗曾用于治疗胸腺和扁桃体增生、消化性溃疡、强直性脊柱炎等多种疾病,然而已有数据显示,接受这些放射治疗的人群患甲状腺癌、胃癌和白血病等肿瘤的风险有不同程度的增加。目前放射治疗主要用于恶性肿瘤患者,但是否会增加患第二肿瘤的风险尚无定论。

辐射致癌的机制尚不十分清楚,目前的研究主要集中在辐射参与肿瘤发生发展的调节。辐射初期会引发与细胞衰老和端粒缩短相关的克隆性端粒不稳定,错配的基因损伤会在其子代中出现二次改变。辐射导致的基因组不稳定,特别是功能异常的端粒更倾向于与辐射诱导的断裂双链相互作用,增加了错配的可能性。此外,辐射导致的癌基因的活化和抑癌基因的失活与其他多种因素致癌的途径类似。

2. 紫外线辐射

早在 100 多年前人们便认识到了日光照射与皮肤癌的发生可能有关。后经动物实验证明日光中的致癌成分是紫外线,其中引起皮肤癌的主要是波长为 280~320 nm 的 UVB。流行病学调查资料显示,长期暴露于紫外线辐射而引起皮肤的基底细胞癌和鳞状细胞癌的发生率明显增加。黑色素瘤与紫外线辐射的关系尚有待进一步的研究。紫外线致癌的主要机制是其可诱发特异性的 DNA 损伤,形成嘧啶二聚体。紫外线引起的 DNA 损伤主要通过内切酶将嘧啶二聚体及其邻近的核苷酸切除,再以正常的 DNA 链为模板进行修复。如果紫外线辐射导致的 DNA 损伤不能有效地由核苷酸切除修复系统修复,则可引起癌变。

3. 石棉

尽管石棉纤维含有化学成分,但就其致癌性而言,纤维的物理形态是致癌的主要原因,故通常将其归为物理致癌物。石棉的广泛使用始于 20 世纪初,20 世纪 60 年代有研究者发现接触石棉的工人,肺癌和恶性间皮瘤的发生率明显增加。目前石棉与肺癌及恶性间皮瘤的病因学关系已经被证实,我国于 1986 年已将由于职业暴露于石棉而导致的肺癌和恶性间皮瘤定位职业肿瘤。同其他环境致癌因素相同,DNA 损伤可能是石棉致癌的主要原因。

二、遗传易感因素

个人的遗传特性是决定肿瘤易感性的重要因素,在肿瘤发生发展过程中同样发挥至关重要的作用。目前认为与肿瘤易感性有关的遗传因素主要包括一些关键基因的种系突变,影响个体对环境致癌因素作用的遗传多态性。具体而言,个体通过遗传获得某些突变的基因,而这些突变的基因是癌变通路上的关键基因(癌基因或抑癌基因),这直接导致肿瘤发生的概率增加。或者机体通过遗传获得的突变基因使得携带者对环境致癌因素的敏感性增高,从而导致或加速了癌变事件的发生。非遗传易感的组织癌变需要长时间和大量的突变积累,而通过遗传获得的突变基因使得遗传易感的组织更快发生癌变,易感个体发生肿瘤的风险更高,发病时间更早。

(一)高度外显的种系突变

在肿瘤的发生过程中,原癌基因突变激活是常见的遗传学改变,就肿瘤易感性而言,此种激活性突变的作用则十分罕见。目前已知例子是与原癌基因 *RET* 种系突变有关的家族性甲状腺髓样癌和多发性内分泌腺瘤Ⅱ型。抑癌基因的种系突变是目前研究的比较清楚的肿瘤易感性因素,抑癌基因对细胞生长具有负调节作用,其功能丧失将导致细胞生长失控,形成肿瘤。因抑癌基因种系突变而增加患肿瘤风险的经典例子是家族性视网膜母细胞瘤和 Li-Fraumeni 综合征。家族性视网膜母细胞瘤患者从亲代遗传了一个异常的 *RB* 等位基因,在这种情况下,只要另一 *RB* 等位基因发生突变、丢失等异常即可能导致肿瘤,而正常的非易感个体需要两次体细胞突变才可能发生肿瘤。此外携带种系突变 *RB* 基因者发生其他部位肿瘤,特别是骨肉瘤的风险也显著高于正常个体。*p53* 基因种系突变是导致 Li-Fraumeni 家族性癌综合征的遗传学基础。在此癌综合征患者的正常组织中,*p53* 基因呈现杂合突变型,但肿瘤细胞中 *p53* 则为纯合突变型。携带杂合型 *p53* 种系突变者患癌风险异常增高,涉及的肿瘤包括各种肉瘤、白血病、乳腺癌等。家族性结肠腺瘤样息肉病患者患结肠癌的风险也显著增高,研究发现这与抑癌基因 *APC* 种系突变有关。事实上,*APC* 种系突变本身并不足以导致细胞癌变,只是引起多发性息肉病这种癌前病变。然而该基因突变后导致细胞增殖失控,快速增殖的细胞发生关键性突变进而癌变的概率明显增加,再加上家族性结肠腺瘤样息肉病患者结肠中的腺瘤样息肉数量非常多,使得癌变风险大大增加。其他与抑癌基因种系突变有关的常染色体显性遗传的遗传性肿瘤综合征还有多发性神经纤维瘤病、Wilms 瘤和 vonHippel-Linndau 病等,缺失或突变的基因是肿瘤抑制基因 *NF-1*、*WT-1* 和 *VHL* 等。

另一类肿瘤遗传易感因素是 DNA 修复缺陷或基因组的不稳定性。研究发现,有些家族聚集性结肠癌不是由结肠腺瘤样息肉病引起的,而是由另一种常染色体显性遗传综合征引起的,这种遗传综合征被称为遗传性非息肉病结肠癌。此类肿瘤患者的肿瘤 DNA 呈现显著的微卫星不稳定性,可能与 DNA 错配修复缺陷有关,涉及的错配修复基因包括 *hMLH1*、*hMSH2*、*hPSM1* 和 *hPSM2*。由于修复无能而使得与结肠癌发生有关的基因如 *APC*、*p53* 和 *RAS* 突变不能被修复,导致错配修复缺陷者患结肠癌的风险增加。*BRCA1* 和 *BRCA2* 基因具有转录活化功能,参与细胞增殖调节和 DNA 损伤修复,可能具有保持基因组稳定性的功能。研究发现 *BRCA1* 和 *BRCA2* 种系突变是家族性乳腺癌的遗传易感因素,携带 *BRCA1* 和 *BRCA2* 突变基因者 75 岁时乳腺癌的发病率为 75%,卵巢癌的发病率为 60%,同时患胰腺癌和结肠癌的风险也显著增高。许多 DNA 修复缺陷是以常染色体隐性方式遗传的,虽然其隐性综合征表型较为罕见,但杂合状态很常见,这种杂合状态对癌症易感性的影响不容忽视。

(二)遗传多态性

人们通过对遗传性和家族性癌症的研究,已经鉴定出许多肿瘤相关基因,携带异常的肿瘤相关基因者患癌风险明显增高。但对全人类群体而言,由高度外显的癌易感基因导致的家族性癌发病率不足癌症总发病率的 5%,大多数的癌是由低外显率基因引起的散发癌。但是,肿瘤在人群中的分布具有显著的不均一性,即便是暴露于同样的致癌环境,有些人发病而有些人则不发病。基因组遗传变异在肿瘤发生发展的基因 - 环境交互作用中起着非常重要的作用,一些携带变异基因的人对环境致癌因素格外敏感而使得癌症发生率增高。单核苷酸多态性(single nucleotide polymorphisms,SNP)是基因组中最丰富的遗传变异,其定义为单个碱基的变异在人群中出现的频率大于 1%,而种系突变在人群中出现的频率则远远小于 1%。事实上每 300 个碱基对就可能出现 SNP,因此这些遗传性状使得癌症的每一步都变得十分复杂。SNP 是近些年来肿瘤病因学研究等领域的热点问题之一,随着人类基因组计划和国际单体型图计划的不断发展,这一领域的研究也取得了很大的进展。事实上,几乎每种肿瘤都检测到了相关的遗传易感性,并且其相关性各有各的特殊性,有些肿瘤也有一些相似的规律。遗传多态性对患癌风险的影响尚有待深入研究。

总之,癌症的发生是一个多病因、多步骤的复杂过程,基因 - 环境交互作用是肿瘤发生发展的基本原因,即除了包括化学、物理及生物致癌因子等环境致癌因素的作用外,遗传易感性也起着非常重要的作用。虽然肿瘤的病因和发病机制尚未完全阐明,但随着科学技术的发展和高新技术、方法的出现,人们对于肿瘤病因的认识将更加清晰。

第三节　肿瘤的侵袭与转移

侵袭(又称浸润,invasion)与转移(metastases)是恶性肿瘤的主要生物学特征。侵袭是指肿瘤细胞通过多种方式破坏周围的组织结构,异常地分布于周围组织及其间隙的过程,是恶性肿瘤发生远处转移的前提条件。肿瘤转移指恶性肿瘤细胞脱离原发部位,通过各种转运途径到达与原发部位不连续的组织或器官继续增殖生长,形成与原发肿瘤性质相同的继发肿瘤的过程。转移行为是恶性肿瘤区别于良性肿瘤的基本生物学特征,也是临床上多数肿瘤患者的致死因素。对于没有发生侵袭或侵袭程度尚有局限的肿瘤可通过手术切除或放射治疗,而一旦发生远处转移往往意味着肿瘤进入晚期阶段,仅仅依靠局部治疗已难以治愈。因此,转移是治疗肿瘤过程中面临的巨大挑战。

肿瘤转移是一个多步骤、多因素参与的复杂过程。肿瘤转移的主要途径有:①淋巴道转移;②血道转移;③种植性转移。

一、肿瘤侵袭与转移的主要过程

侵袭和转移是同一过程的不同阶段。侵袭主要是癌细胞侵犯和破坏周围正常的组织,进入循环系统的过程。转移主要是癌细胞迁移到特定的组织器官并发展形成继发性癌灶的过程。癌细胞在继发组织器官中的定位生长也包含侵袭,因此可以说侵袭贯穿转移的全过程,是转移的前奏。肿瘤侵袭和转移无论是从细胞水平还是分子水平都是一个复杂的多步骤级联反应过程,受到肿瘤细胞本身及宿主环境等多种因素的影响,故此过程至少包括以下几个步骤或阶段。

(一)原发肿瘤生长阶段

原发肿瘤生长早期,肿瘤细胞通过渗透作用从周围组织获取营养物质,促进原发肿瘤的生长和发展。

177

(二)血管生成阶段

当肿瘤生长到直径超过 1~2 mm 后,通过渗透作用获取的氧气和营养物质已无法满足肿瘤的快速生长和代谢需求。此时肿瘤组织便通过多种途径形成新的血管来向肿瘤提供营养物质并排出代谢废物。

(三)局部组织、血管、淋巴管浸润阶段

部分肿瘤细胞黏附因子表达降低,运动能力增强,从原发病灶脱离形成游离的细胞。这些细胞通过分泌各种蛋白溶解酶等破坏细胞外基质,导致肿瘤细胞突破结缔组织构成的屏障,侵入其他组织或器官。

(四)进入循环中的肿瘤细胞外侵突破血管阶段

进入血液循环的肿瘤细胞在流动过程中大多数被杀死,只有极少数转移倾向极高的肿瘤细胞在循环系统中存活下来,并通过相互聚集形成微小癌栓。肿瘤细胞与血管内皮细胞和基底膜黏附作用增强,降解基底膜,逸出血管外。

(五)在继发组织器官定位生长阶段

进入周围组织的肿瘤细胞进入休眠状态,逃避宿主局部的非特异性免疫杀伤作用。一定条件下在各类生长因子的作用下增殖生长,形成转移灶。肿瘤转移具有器官选择性。

(六)转移癌再转移阶段

转移灶生长到直径大于 2 mm 时,新生血管生成并与肿瘤连通。转移灶的肿瘤细胞通过相似的机制,重复上述脱落、侵袭进入循环系统过程,形成新的转移癌灶。

二、肿瘤侵袭与转移的分子机制

肿瘤细胞侵袭与转移的分子机制复杂,与细胞黏附分子、细胞外基质(extracel-lular matrix, ECM)、上皮 – 间质转化(epithelial-mesenchymal transition, EMT)及肿瘤血管生成等密切相关。

（一）黏附因子与肿瘤转移

肿瘤侵袭和转移的第一步就是肿瘤细胞从原发肿瘤脱落游离,其本质是细胞间黏附性降低所致。肿瘤细胞的黏附性在肿瘤侵袭和转移中起着非常重要的作用,无论是细胞与细胞之间,还是细胞与组织之间均存在着相互作用,这种相互作用是依靠细胞之间的连接来实现的。细胞之间的连接通过细胞黏附分子稳定组织的完整性,接着更为重要的是进入循环系统的肿瘤细胞与血管内皮细胞及细胞外基质的黏附,这是实现肿瘤转移的另一关键步骤。总之肿瘤转移过程包含许多黏附因子和促进黏附及分离的因素,充分了解这些因素将有助于人们深入探索肿瘤转移的机制。

肿瘤细胞在转移过程中与细胞的黏附分为同质型黏附和异质型黏附。同质型黏附即相同细胞间的黏附,如肿瘤细胞与肿瘤细胞之间的黏附,肿瘤细胞与原发肿瘤的分离就与肿瘤细胞间同质型黏附力降低有关。肿瘤细胞可分泌多种物质,降低细胞间的同质黏附,增加肿瘤细胞的运动能力,促使其从原发部位脱落形成游离的细胞。肿瘤细胞间存在的钙黏蛋白(cadherin)是调控同质黏附的基本物质。钙黏蛋白是一种跨膜糖蛋白,分为 E、P 和 N 三种。其中,E 钙黏蛋白是影响肿瘤侵袭转移的最重要一种。E 钙黏蛋白的主要作用是维持上皮细胞间的密切接触,在细胞上以蛋白复合物的形式与胞质内蛋白发生联系。E 钙黏蛋白表达量的减少有利于原发肿瘤向周围组织或血管的浸润。比较不同分化程度的肝细胞癌发现,低分化的肝癌有近 88% 出现 E 钙黏蛋白基因的丢失,而高分化肝癌仅 18% 出现丢失。据此认为钙黏蛋白的表达与肿瘤的分化程度及侵袭性密切相关。此外,在癌症发生过程中,钙黏蛋白表达下调是肿瘤细胞发生上皮 - 间质转化(endothelial-mesenchymaltransition,EMT)的重要标志。

异质性黏附是不同细胞间的黏附,是肿瘤细胞表面的黏附因子与其他细胞表面不同黏附因子之间的连接,涉及不同 MHC 来源的细胞间配体与受体之间识别和结合。肿瘤细胞与细胞外基质的黏附,也是通过受体来实现的,其中以整合素(integrins)占主要比例。整合素是一种膜镶嵌糖蛋白,由 18α 和 8β 两个亚单位组成的异源二聚体。由于亚单位的变异使得整合素形成功能各异的庞大的家族,有的参与不同细胞间的黏附连接,有的协助细胞与细胞外基质的结合。整合素主要通过直接介导肿瘤细胞黏附于细胞外基质,影响细胞外环境,促进对肿瘤细胞的侵袭和迁移。此外,整合素还能调节细胞内信号通道,控制细胞骨架变形和能量代谢,从而改变细胞的形态,进而影响肿瘤细胞的侵袭和迁移特性。在一定程度下,整合素还能够诱导活化蛋白溶解酶,促进细胞外基质和基底膜的降解,进一步促进肿瘤的侵袭和转移。不同类型的肿瘤细胞其表面整合素的种类不同,各类整合素在肿瘤生长的各个阶段表达水平也不同,这种差异在一定程度上决定肿瘤细胞转移潜能的高低。

其他黏附因子如免疫球蛋白类黏附因子、选择素(selectins)和透明质酸受体(hyaluronic acid receptor)等均在肿瘤侵袭和转移过程中发挥重要作用。免疫球蛋白类细胞间黏附因子(intercellular adhesion molecule-1,ICAM-1)可帮助肿瘤细胞逃逸细胞毒 T 细胞和 NK 细胞的免疫监视,血管细胞黏附分子－1(vascular cell adhesion molecule-1,VCAM-1)可能参与协助肿瘤细胞逸出到血管外并进入继发器官,神经细胞黏附分子(neural cell adhesion molecule,NCAM)的丢失或功能不全与肿瘤高度转移倾向密切相关。选择素是通过碳氢键连接的,参与肿瘤细胞与特定脏器血管内皮的锚定黏附,在肿瘤转移的器官选择倾向中发挥重要作用。

(二)细胞外基质的降解

细胞外基质(extracellular matrix,ECM)在细胞间以间质结缔组织的形式存在,在内皮细胞的基底部以基底膜(basement membranes,BM)的形式存在。细胞外基质主要由胶原、蛋白多糖、糖蛋白和氨基葡聚糖等组成,其中胶原是主要成分。目前已发现的胶原类型至少有 12 种,其中 Ⅰ、Ⅱ和Ⅲ型胶原是间质结缔组织的主要成分,Ⅳ型胶原主要存在于基底膜内。细胞外基质不仅起到分割组织或细胞的作用,而且动态地调节着组织细胞的代谢和行为。正常情况下,细胞外基质具有识别和监察功能,以维持各组织及细胞停留在各自的"领地"。在组织形成及伤口愈合等过程中,对组织基质细胞的筛选和识别需要一定的信号刺激,然而在肿瘤转移过程中,对这种调节与刺激会形成错误识别或无法识别。大量实验证明肿瘤细胞产生或诱导产生降解细胞外基质的蛋白酶的能力与其侵袭转移能力的强弱密切相关。

纤溶酶原激活因子(plasminogen activator, PA)的生理功能是将纤维蛋白溶解酶原转变成具有活性的纤溶酶。PA 有两种类型,即组织型(tissue-type plasminogen activator, t-PA)和尿激酶型(urine-type plasminogen activator, u-PA)。目前研究认为 u-PA 是与肿瘤侵袭转移密切相关的类型,u-PA 由间质成纤维细胞分泌,可结合到肿瘤细胞表面的 u-PA 受体。u-PA 可能是许多酶原激活的启动点,产生 PA 的细胞通常也产生 PA 的抑制物(PA inhibitor, PAI),特异性地抑制 PA 的活性。PA 能降解细胞外基质的多种成分,如 FN、LN 和蛋白多糖等,但是不能降解胶原和弹力蛋白。

基质金属蛋白酶(matrixmetalloproteinases, MMP)是降解细胞外基质的重要酶类,包括间质胶原酶(MMP-1)、Ⅳ 型胶原酶(MMP-2)及基质溶解素(MMP-3)等。间质胶原酶主要降解 Ⅰ、Ⅱ、Ⅲ 型胶原,Ⅳ 型胶原酶除了可以降解 Ⅳ 型胶原外,还具有降解 Ⅴ、Ⅶ 型胶原及明胶的活性。基质溶解素可降解包括蛋白多糖、胶原链的非螺旋区、弹力蛋白在内的多种基质。金属蛋白酶以酶原的形式分泌,在体内通过结构的变化或蛋白质分解作用而激活。在正常生理条件下,MMP 的合成、分泌和降解受到严格的控制和调节,而在肿瘤侵袭和转移过程中 MMP 活性增强,促进了肿瘤细胞的侵袭和转移。许多体外实验证明,具有转移能力的肿瘤细胞系比非转移性的肿瘤细胞系具有更强的降解 Ⅳ 型胶原的能力。

(三)肿瘤血管生成

在正常生理情况下,血管生成受到促血管生成因子和抗血管生成因子的严密调控,人体的血管系统处于相对静止的状态,内皮细胞的更新非常缓慢。1971 年,Folkman 医生发现肿瘤组织血供异常丰富,表现出持续的失控的血管生成,他首次提出实体肿瘤的快速生长及转移可能依赖于新的血管生成。随后关于肿瘤血管生成的研究蓬勃发展,目前这一观点已被广泛认可,成为肿瘤学研究的热点之一。肿瘤直径小于 1～2 mm 时,肿瘤细胞通过渗透作用从周围环境中获取营养,超过此大小的肿瘤仅仅依靠渗透作用已经无法满足其代谢的需要,肿瘤组织便会通过多种途径促进新的血管生成,以向肿瘤提供营养物质和清除代谢产物。肿瘤血管生成是一个涉及多种细胞和因子的极其复杂的过程。

较为公认的肿瘤血管生成方式是在原有微血管的基础上通过芽生的方式形成新的毛细血管。首先肿瘤细胞或肿瘤微环境中的基质细胞释放的蛋白酶,如基质金属蛋白酶(MMP)和尿激酶纤溶酶原激活因子(urokinase plasminogen activator)可使基底膜或细胞外基质降解,产生的基底膜裂隙为内皮细胞向肿瘤细胞的迁移提供条件。同时,肿瘤细胞及周围的炎细胞能产生促血管生成因子,如血管内皮生长因子(vascular endothelial growth factor,VEGF),直接作用于内皮细胞表面的受体,促进内皮细胞的增殖活化。最后出芽形成的毛细血管外形重塑,周围支持细胞重新包绕血管,形成新的基底膜和细胞外基质,完成肿瘤血管生成的过程。近年来也有学者提出新的观点,认为根据肿瘤生长的部位和肿瘤类型不同,其血管生成的方式可能也有所不同。新生血管的内皮细胞并不仅限于原有内皮细胞分裂产生的子代细胞,内皮前提细胞可能进入肿瘤,参与肿瘤血管内皮层的形成,这称为血管发生(vasculogenesis)。肿瘤血管还能通过套叠的方式形成,即间质组织突入已经存在的血管腔使血管得以扩长和延伸。此过程无基底膜降解和内皮细胞增殖等过程,因此生成血管的速度更快,晚期肿瘤为适应快速生长的需求常以此种方式形成新的血管。此外,有些肿瘤细胞本身可形成类似血管且具有基底膜的管腔样结构,该结构与周围血管交通,称为"血管生成拟态"(vasculogenic mimicry,VC)。

肿瘤血管在细胞组成、组织结构及功能特点上均与正常血管不完全相同。肿瘤血管结构紊乱,粗细不均、分支过多、高度迂曲,导致其内部血流紊乱,因此尽管肿瘤组织周围有丰富的血管,其内部常常处于缺血缺氧状态,也会出现酸性产物堆积等现象。肿瘤血管壁的细胞间缝隙增宽,基底膜不连续甚至缺失,致使血管壁具有高度的渗透性。肿瘤血管的渗漏,随着肿瘤的类型、生长方式及治疗方式的不同而表现出高度的不均一性,给肿瘤治疗带来了很大的困难。因此,在针对肿瘤血管生成的治疗中,促进血管正常化被认为是较有前景的抗肿瘤治疗策略之一。通过血管正常化可提高抗肿瘤药物有效到达肿瘤组织的准确率,同时增加肿瘤血液灌注,减少肿瘤缺氧,防止侵袭表型更强的肿瘤细胞侵袭。有研究表明肿瘤血管内皮细胞在结构和基因表达上均与正常内皮细胞不同。周细胞位于血管壁的外层,对于血管渗透性及舒缩功能至关重要,而在肿瘤血管周围普遍缺乏完整的周细胞。现在的观点认为,周细胞是除内皮细胞之外另一个重要的抗肿瘤血管生成治疗靶标,同时抑制内皮细胞和周细胞可增强抗肿瘤血管生成的治疗效果。

(四)肿瘤细胞迁移与趋化性

肿瘤细胞由一个部位向另一个部位迁移是肿瘤转移的基础,在肿瘤侵袭过程中,肿瘤细胞必须通过移动进入基质中。体外实验证实肿瘤细胞的运动能力与肿瘤转移倾向呈正相关。侵袭性较强的肿瘤细胞其运动性也较强,主要表现为伪足样伸展、膜流动性及向量转化等。肿瘤细胞的运动与白细胞运动方式类似,目前已知有多种组织特异性趋化因子、结合趋化因子等均能够促进肿瘤细胞的运动。肿瘤细胞会分泌自分泌运动因子(autocrine motility factors, AMT),当 AMP 浓度增高到一定程度时,可经细胞上的受体刺激细胞的运动。肿瘤细胞可自分泌各种促动因子,其中 Autotaxin(ATX)是胞外焦磷酸酶/磷酸二酯酶家族的一员,具有磷酸二酯酶活性。ATX 在多种肿瘤细胞中高表达,具有促进肿瘤细胞增殖和激活细胞迁移等活性,在肿瘤发生发展过程发挥重要作用,也被认为是肿瘤治疗中一个可能的靶点。其他如表皮生长因子(EGF)、类胰岛素生长因子、IL-1、IL-3 和 IL-6 等细胞因子在促进肿瘤细胞生长的同时也具有刺激肿瘤细胞运动的功能。这些运动因子可影响肿瘤细胞表面受体的分布,调节肿瘤细胞运动过程中细胞与细胞之间、细胞与基质之间的黏附结合。这种调节可能是通过改变受体与配体的结合密度来协调细胞黏附与去黏附的周期过程,另外,定向移动在肿瘤侵袭过程也起着重要作用,肿瘤定向移动主要取决于其内部功能性微管复合体的完整性。

(五)肿瘤转移的器官选择性

大多数恶性肿瘤通过淋巴道和血道转移到继发组织器官,也有部分通过播散的方式经宿主腔隙到达继发脏器。有研究表明,不同来源的肿瘤细胞有其特定的转移脏器,即肿瘤转移的器官选择性。比如来源于皮肤的黑色素瘤90%以上的转移灶定位于肺脏,而来源于眼脉络膜的黑色素瘤发生转移则无一例外定位于肝脏。多数继发性转移癌集中发生在肺脏、肝脏、骨和脑等脏器,而较少发生在心脏、肾脏、脾脏、肌肉及皮肤等部位。目前,对于肿瘤转移的器官选择性发生的机制尚不明确,普遍认为主要与肿瘤细胞表型的差异性及组织器官局部微环境的差异性有关。

不同类型的肿瘤其转移潜能不同,通常分化程度较差,生长速度快,恶性程度高,处于病程晚期的肿瘤较易发生转移。值得注意的是,有些肿瘤,如恶性黑色素瘤、甲状腺滤泡型腺癌及一些软组织的肉瘤一般分化较好,生长缓慢却较早发生转移。此外,即使同一种类型的肿瘤由于存在不同的亚系,其转移特性也不同,如B16黑色素瘤细胞有肺高转移和脑高转移亚型;RAW17大细胞淋巴瘤有脾高转移和肝高转移亚型。这可能与肿瘤细胞不同的遗传编码、代谢特性、抗原特性、受体种类和分布,以及对免疫反应的应答力等生物学特性有关。我们可以认为,肿瘤的转移过程是对高转移潜能的肿瘤细胞亚系的选择过程,即在肿瘤的发展过程中,部分肿瘤细胞发生基因变化而改变其性质,成为"转移克隆的肿瘤细胞"。

肿瘤发生远处转移的最常见部位通常在与之相遇的第一站毛细血管床和淋巴网络,这也是肺脏和肝脏为全身转移最常见部位的原因。然而有些其他常见转移部位单用解剖学特点难以解释,很可能与继发组织器官的微环境有关。继发脏器的组织结构,局部间质的作用及免疫特性等因素共同决定了是否适应肿瘤细胞继发生长的微环境。早在1988年,Peget就提出了"种子 - 土壤"学说,认为肿瘤的转移是特殊的肿瘤细胞(种子)在适宜的环境(土壤)中生长的结果。Lyden等人在这一学说的基础上提出了转移前微环境(pre-metastatic niche),认为土壤(微环境)的变化导致了转移瘤的器官选择性,同时还提出转移可能是原发肿瘤的"预谋"行为。原发肿瘤在发生转移前可分泌多种化学因子,如肿瘤坏死因子(tumor necrosis factor,TNF)、转化生长因子(transforming growth factor,TGC)、基质细胞衍生因子1

(stromal-derived factor-1,SDF-1)、血管内皮生长因子(VEGF)等作用于靶器官,改变靶器官的正常生理状态,使其形成适合肿瘤细胞定植的转移微环境。此外,免疫调节也与肿瘤转移的器官选择性密切相关,局部免疫细胞的数量和功能是抵御肿瘤转移的重要条件。随着对微环境的深入探索,人们对这一具体机制的认识将更加清晰。

(六)肿瘤微环境与肿瘤转移

正常细胞与其周围组织环境处于一种动态平衡状态,两者协同作用调节细胞的活性,决定细胞增殖、分化、凋亡及细胞因子的分泌等生理过程。在肿瘤组织中这一平衡被不断打破,肿瘤细胞增殖失控,因此需要不断建立新的适宜于自身生存的外部组织环境。当然,肿瘤特殊的微环境又反过来进一步促进了肿瘤的生长和转移等特性,形成恶性循环。肿瘤微环境是由多种细胞成分、非细胞固态结构成分及分泌型的可溶性因子等共同组成的复杂的综合系统。肿瘤微环境中的细胞成分主要有基质细胞、内皮细胞、成纤维细胞、免疫细胞、炎性细胞等,这些细胞在肿瘤细胞的诱导下,产生大量的生长因子、趋化因子及基质降解酶等,促进肿瘤细胞的增殖和侵袭。

肿瘤基质影响肿瘤转移,肿瘤细胞与肿瘤基质间的相互作用在肿瘤的恶变进程中起着非常重要的作用。在肿瘤细胞的影响下肿瘤基质中的各种细胞被激活,基质细胞活化后分泌肝细胞生长因子和胰岛素依赖性生长因子-1等多种细胞因子,促进肿瘤早期的转移。肿瘤相关巨噬细胞(tumor associated macrophage,TAM)是肿瘤微环境中最常见的免疫细胞。TAM是由外周血单核巨噬细胞诱导而来,高表达非调理素受体,促进炎性因子、促血管生成因子和基质金属蛋白酶的释放。高浓度的TAM浸润是多种恶性肿瘤患者生存率降低的指标之一。肿瘤相关成纤维细胞(carcinoma associated fibroblast,CAF)是肿瘤微环境中另一重要细胞成分,CAF具有刺激肿瘤细胞生长和肿瘤血管生成、促进炎症反应、诱导巨噬细胞的聚集等作用。CAF能将肿瘤微环境中的各个组成部分连接起来,从而加速肿瘤的生长和转移。

肿瘤营养代谢的改变促进了肿瘤转移,肿瘤组织代谢环境的主要特点是组织缺氧和酸中毒。肿瘤组织失控的快速生长及异常的血管系统,使得其内部常常处于缺血缺氧状态。缺氧的组织会通过 HIF-1α 信号通路上调促血管生成等因子的表达,促进新的肿瘤血管生成,为其侵袭和转移提供条件。肿瘤细胞旺盛生长的同时伴随有大量酸性代谢产物排出,因为肿瘤组织不具备完善的脉管系统使得酸性产物无法及时排出,从而形成了肿瘤组织特殊的酸性微环境。这种酸性环境非常有利于肿瘤的转移。

肿瘤微环境中多种细胞因子促进肿瘤血管生成,肿瘤微环境中的多种活性因子、基质细胞等均为肿瘤血管生成创造了良好条件。已发现的调节血管生成的细胞因子有 40 ~ 50 种,其中研究最为广泛和深入的是血管内皮生长因子(VEGF),它也是肿瘤血管生成的主要调控者。肿瘤细胞为对抗缺氧和酸性环境会通过调节细胞内外 pH 及分泌 VEGF。VEGF 能与内皮细胞膜上的特异性受体结合,通过旁分泌机制刺激血管内皮细胞的增殖和游走运动,从而诱发新的血管生成,为肿瘤组织向周围组织侵袭及远处转移创造条件。

三、针对肿瘤侵袭与转移的治疗策略

(一)肿瘤转移的基因治疗

基因治疗是将功能基因通过分子生物工程手段转染插入异常细胞,纠正致病基因的表达,从而达到治疗的目的。事实上,肿瘤转移是肿瘤发展过程的一个阶段,从基因突变角度可以认为在起源阶段即已经决定了其转移特性。因此,针对原发肿瘤细胞的基因治疗实际上也是阻断肿瘤转移的基本方法。目前已经证实肿瘤转移抑制基因 *NM23* 的表达水平与肿瘤侵袭与转移密切相关,因此将此基因转染插入肿瘤细胞是针对肿瘤转移基因治疗的优先选择。通过基因转染改变高转移潜能、低 *NM23* 表达的状态,对控制肿瘤转移更有针对性。有学者在体外对低表达 *NM23* 高转移潜能的黑色素瘤细胞进行 *NM23* 基因转染,随后接种于小鼠体内,发现其转移潜能显著降低,小鼠的存活时间平均延长 2 倍以上。类似的研究在结肠癌和乳腺癌动物模型中也有相同的结果,为基因治疗阻断肿瘤转移提供了直接的证据。

肿瘤转移是肿瘤进展过程中一个非常复杂的过程,涉及多个癌基因与抑癌基因的改变。目前研究已证明至少有十余种癌基因可诱发或促进肿瘤细胞的转移潜能,如 RAS、RAF、MYC、MOS、FES、FOX、SER、p53(突变型)和 ERB-B-2 等。其中最具特征性的是 RAS 基因,有研究表明将激活的或突变的 RAS 基因转染到 NIH3T3 细胞,能够促进细胞的运动能力,引起大量的转移,说明 RAS 基因能够增强 NIH3T3 细胞内在的侵袭特性。与 RAS 癌基因转染促进转移有关的效应蛋白有组织蛋白酶 L、Ⅳ型胶原蛋白及自分泌运动因子(AMF)等,还有与活动能力有关的细胞因子。设计合适的 RAS 反义寡核苷酸基因片段,通过载体导入与 RAS 互补结合,阻断其表达,可达到抑制肿瘤转移的目的。除了直接恢复肿瘤转移抑制基因表达水平外,通过基因转染改变肿瘤细胞 t-PA/u-PA 的活性也已被证实具有抑制肿瘤转移的作用。

(二)抗肿瘤血管生成治疗

新生血管生成是肿瘤侵袭和转移过程中至关重要的一个环节,抑制肿瘤血管生成无疑对控制肿瘤生长及扩散具有重要意义。肿瘤细胞性质不稳定,易发生突变,获得耐药性,这是临床肿瘤治疗效果有限的主要原因之一。而血管内皮细胞的基因组较为稳定,因此针对肿瘤血管生成的治疗策略具有抗肿瘤的广谱性,适用于多种肿瘤。正常的血管内皮细胞基本处于静止状态,而肿瘤内皮细胞增殖活跃,并且高表达一些特异性的蛋白质,是潜在的抗肿瘤血管分子靶标,可避免对正常血管内皮细胞的损伤。由于抗肿瘤血管生成药物的作用靶标就是肿瘤血管本身,因此药物易于到达局部并形成较高的浓度。此外,从理论上推算,一个内皮细胞可养多达上百个肿瘤细胞,因此在治疗上针对肿瘤血管相对于针对肿瘤细胞而言更为有效。肿瘤抗血管生成治疗是肿瘤学领域的研究热点,目前已有数十种药物已经或即将进入临床应用。从药物作用机制来看,主要有阻断促血管生成的药物及内源性抗血管生成因子等。

1. 阻断血管生成药物

目前应用较为成熟的阻断血管生成类药物主要有单克隆抗体类药物和小分子靶向药物两类。VEGF及VEGFR-R信号通路是现有抗血管生成药物的主要作用靶标。VEGF单克隆抗体贝伐单抗（bevacizumab）是首个获准进入临床的抗血管生成类药物。贝伐单抗是人源化的VEGF中和抗体，由人抗体的骨架区和能与VEGF特异性结合的鼠源性抗体的CDR区融合产生，为IgG1型抗体，分子量约为149kDa。贝伐单抗可与VEGF结合，从而阻止VEGF与表达于血管内皮细胞表面的VEGF受体相结合，进而抑制VEGF的促血管生成作用。抗VEGF-R的抗体药物正在研发中，目前已进入临床试验阶段。

小分子靶向药物通常是指酪氨酸激酶抑制剂（tyrosine kinase inhibitor, TKI），这是另一类较为成熟的已经进入临床的阻断血管生成的药物。主要通过抑制VEGF-R的磷酸化从而阻断内皮细胞VEGF-R信号通路的活化，发挥抗肿瘤血管生成的作用。此外，此类药物对其他结构类似的受体酪氨酸激酶，如Raf、c-kit、PDGF受体也有一定的抑制作用。目前已上市或已进入Ⅲ期临床试验的此类药物包括舒尼替尼（sunitinib）、索拉菲尼（sorafenib）及范德他尼（vandetanib）等。TKI类药物的作用范围比单克隆抗体更为广泛，除了作用于内皮细胞外还能直接作用于周细胞或肿瘤细胞，因此单药的疗效优于单克隆抗体类。但是值得注意的是，其作用范围广，毒副作用也更大。

2. 内源性抗血管生成药物

目前已经发现了数十种内源性抗血管生成药物。采用基因工程的方法可以大量生产此类重组蛋白质类药物，极大地推动了临床研发速度。血管抑素（angiostatin）是纤溶酶原的一个蛋白质片段，能够抑制内皮细胞的增殖、迁移进而抑制肿瘤血管的生成。临床研究观察到血管抑素能抑制裸鼠移植瘤的血管生成和肿瘤转移，其作用机制可能与特异性作用于ATP合成酶的α/β亚单位有关。内皮细胞抑制素（endostatin）是抑制血管生成作用最强的一种血管抑制剂。动物实验发现，低剂量的内皮细胞抑制素能抑制多种移植瘤的生长和转移，且未发现有抗原性和毒性。

我国自主研发的一类新药重组人血管内皮细胞抑制素已经通过Ⅲ期临床研究并进入临床。

3. 抗血管生成与其他治疗的联合

最初人们认为抗血管生成治疗使得肿瘤组织供血减少,导致缺氧,而组织缺氧恰恰是导致放疗、化疗效果不佳的主要原因,因此抗血管生成治疗不适合与放疗、化疗等联合应用。然而20世纪90年代,有学者在小鼠肿瘤模型中观察到一种新的血管抑制剂TNP-470,这种抑制剂与化疗联合应用显著增强了化疗效果。之后的许多研究都证实了抗血管生成与化疗、放疗及血管破坏药物联合应用的协同效应。临床研究发现贝伐单抗与化疗联合,提高了化疗对小细胞肺癌和大肠癌的疗效,进一步说明了抗血管生成与化疗联合的有效性。抗血管生成药物与其他治疗方式联合起到的协同作用的机制尚无定论,目前有以下解释:抗血管生成治疗能暂时促使肿瘤血管"正常化",改善肿瘤血管的渗透性,从而改善局部血流灌注,有利于化疗药物更有效地被肿瘤细胞吸收,如果在血管"正常化"的窗口期给予化疗,更能显著提高肿瘤细胞对化疗的敏感性。此外,肿瘤干细胞是肿瘤细胞中具有自我更新能力的一群特殊细胞,可能也具有高度的促血管生成活性。有研究表明肿瘤干细胞位于肿瘤内的富血管中,其功能强烈依赖肿瘤血管。抗血管生成治疗破坏了肿瘤干细胞赖以生存的环境,抑制肿瘤干细胞的增殖,从而使肿瘤对化疗敏感性增加。另外,化疗药物本身也能直接作用于活化的肿瘤血管的内皮细胞,与抗血管生成药物联合应用能增强化疗药物的血管损伤作用。

近年来,人们对于恶性肿瘤侵袭与转移的生物学行为有了较深入的认识,基础研究取得了极大进展,为临床治疗提供了坚实的依据。然而现阶段对于肿瘤转移机制和治疗研究中尚存在一些问题。首先,肿瘤转移的新机制仍需更多的实验验证,肿瘤侵袭与转移的机制研究成果与临床应用结合不够紧密;其次,肿瘤转移是一个多因素、多基因相互协调的复杂过程,而目前大部分研究仍局限于单因素、单个信号通路,缺乏系统的多因素研究;最后,肿瘤转移具有步骤频率限制特性,阻断任一步骤即可阻断肿瘤转移,因此发现有效阻断肿瘤转移步骤的靶点无疑将是肿瘤转移治疗的突破。随着人类文明的不断进步,生命科学技术的不断发展,我们有理由相信人类能够在阻断肿瘤转移上取得更大突破。

参考文献

[1]Folkman J. Tumor angiogenesis:therapeutic implications[J]. N Engl J Med, 1971, 285(21):1182 - 1186.

[2]Paku S, Dezso K, Bugyik E, et al. A new mechanism for pillar formation during tumor - induced intussusceptive angiogenesis:inverse sprouting[J]. Am J Pathol, 2011, 179(3):1573 - 1585.

[3]Maniotis A J, Folberg R, Hess A, et al. Vascular channel formation by human melanoma cells in vivo and in vitro:vasculogenic mimicry[J]. Am J Pathol, 1999, 155 (3):739 - 752.

[4]St Croix B, Rago C, Velculescu V, et al. Genes expressed in human tumor endothelium[J]. Science, 2000, 289(5482):1197 - 1202.

[5]曾益新. 肿瘤学[M].4 版. 北京:人民卫生出版社,2014.

[6]郝希山,魏于全. 肿瘤学[M].2 版. 北京:人民卫生出版社,2016.

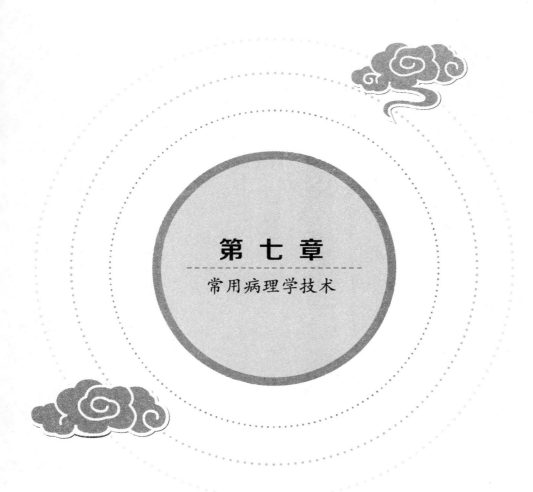

第 七 章

常用病理学技术

第一节　常用分子病理学技术

一、免疫组化技术

(一)原理

免疫组织化学技术(immunohistochemistry technique,IHC)又称免疫细胞化学技术(immunocytochemistry technique,ICC),是应用免疫学基本原理 – 抗原抗体结合反应,用特异性抗体(单克隆或多克隆)对组织或细胞内相应的抗原或抗体物质进行定性、定位、定量检测的组织化学技术。免疫组织化学敏感性和特异性高,可以将组织细胞的形态学改变与功能代谢变化结合起来,直接在组织切片或细胞爬片上原位显示被检测的蛋白质或多肽类物质,同时还可结合计算机图像分析系统或激光扫描共聚焦显微术等对被检物质进行定量。

(二)方法

根据标志物的不同可分为免疫荧光法、免疫酶法、免疫铁蛋白法、免疫金法及免疫标记电镜组织化学技术等。一般用于病理诊断的主要有免疫荧光法和免疫酶法。免疫荧光法是现代生物学和医学中广泛应用的方法之一。

免疫荧光法(immunofluorescence assay)是将已知的抗体或抗原分子标记上荧光素,当与其相对应的抗原或抗体起反应时,在形成的复合物上就带有一定量的荧光素,在荧光显微镜下就可以看见发出荧光的抗原抗体结合部位,检测出抗原或抗体。

1. 常用荧光素

异硫氰酸荧光素(fluorescein isothiocyanate,FITC)为黄色、橙黄色或褐黄色结晶粉末,有两种异构体,易溶于水和酒精(乙醇)等溶剂。它的相对分子质量为389,最大吸收光谱为 490~495 nm,最大发射光谱为 520~530 nm,呈现明亮的黄绿色荧光,是最常用的标记抗体的荧光素。

四甲基异氰酸罗达明(tetrametrylrhodarnine isothiocyanate, TRITC)是一种紫红色粉末,较稳定,是罗达明(rhodamine)的衍生物。最大吸收光谱 550 nm,最大发射光谱为 620 nm,呈橙红色荧光,与 FITC 发射的黄绿色荧光对比鲜明,常用于双标记染色。

2. 免疫荧光法

按照抗原抗体反应的结合步骤,免疫荧光法可分为以下 3 种。

(1)直接法

用荧光素标记的特异性抗体直接与相应的抗原结合,以检查出相应的抗原成分。本法简便、快速、特异性强,但敏感性差。

(2)间接法

先用特异性抗体与相应的抗原结合,洗去未结合的抗体,再用荧光素标记的抗特异性抗体(间接荧光抗体)与特异性抗体相结合,形成抗原 - 特异性抗体间接荧光抗体复合物。复合物上带有比直接法更多的荧光抗体,因而较直接法灵敏(图 7 - 1)。

(3)补体法

用特异性的抗体和补体的混合液与标本上的抗原反应,补体就结合在抗原抗体复合物上,再用抗补体的荧光抗体与之相结合,就形成了抗原 - 抗体 - 补体 - 抗补体荧光抗体的复合物。荧光显微镜下所见到的发出荧光的部分就是抗原所在的部位。补体法具有敏感性强的优势,同时适用于各种不同种属来源的特异性抗体的标记显示,在各种不同种属动物抗体的检测上为最常用的技术方法(图 7 - 1)。

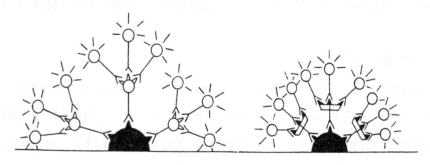

图 7 - 1　免疫荧光间接法(左)和补体法(右)示意图

3.免疫荧光双标技术

免疫荧光双标技术最适合观察存在于同一细胞内的不同抗原。不同的荧光素在相应的光波激发下会呈现不同的颜色,把它们分别标记在不同的抗体上,各自与相应的抗原相结合,就能实现用不同颜色显示不同的抗原。每种荧光素在特定波长的光波激发下才呈现相应的荧光,如异硫氰荧光素(FITC)在 490 nm 光波激发下呈绿色,异硫氰酸四甲基罗丹明(TRITC)在 546 nm 光波激发下呈红色,用荧光显微镜观察双标阳性结果时,可以依次选用特定波长的激发滤光片分别观察。

(三)结果解读

抗原的表达必须在特定部位。IHC 常见的抗原阳性表达位置如下所示(图 7-2)。①细胞膜,如 LCA 应定位在细胞膜上。②细胞质定位可分为 3 种。一是胞质内弥漫性分布,如 CK 应定位在细胞质内;二是细胞核周的胞质分布,如 CD3 多克隆抗体染色;三是胞质内局限性点状阳性,如 CD15 抗体的染色。③细胞核,如 PCNA 及 p53 蛋白应定位在细胞核内。④细胞质和细胞膜同时阳性表达。

影响 IHC 染色质量的因素很多,在实验设计上,必须同时设阳性对照和阴性对照,没有对照染色的 IHC 结果是不可信的。在实验中应注意组织的取材和固定,选择高质量抗体,恰当使用抗原修复手段和严格技术操作等。注意阴性结果有时不能视为抗原不表达,或是由于检测方法灵敏度不够导致,而对 IHC 结果的意义也不能绝对化,应结合其他检测和实验结果综合分析。

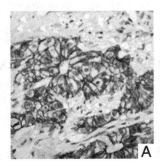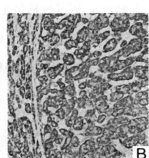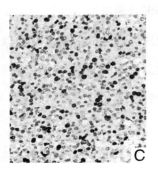

图 7-2　免疫组化染色阳性表达定位于细胞膜(A)、细胞质(B)和细胞核(C)

二、原位杂交技术

(一)原理

原位杂交(in situ hybridization,ISH)是将组织化学与分子生物学技术相结合,以检测和定位核酸的技术。ISH 是用带有标记的(如荧光素、生物素、地高辛等非放射性物质或 ^{32}P 等放射性物质)已知序列的核苷酸片段作为探针,通过杂交直接在组织切片、细胞涂片或培养细胞爬片上检测和定位某一特定靶 DNA 和 RNA。ISH 的生物化学基础是 DNA 变性、复性和碱基互补配对结合,根据所选用的探针和待检测靶序列的不同,可形成 DNA-DNA、RNA-DNA 和 RNA-RNA 双链分子,用放射自显影等方法予以显示,在光镜或电镜下观察目的 mRNA 或 DNA 的存在并定位。此方法敏感、特异,可从分子水平来探讨细胞的功能表达及调节机制。

(二)方法

1. 探针的选择和标记

探针是含有互补顺序的外源性被标记的 DNA 或 RNA 片段,其碱基序列是已知的,只能与特定的核酸分子结合,其种类有双链 cDNA 探针、单链 cDNA 探针、寡核苷酸探针和 cRNA 探针。用于 ISH 的探针长度一般以 50~300 bp 为宜,探针标志物有敏感性较高的放射性标记,如放射性同位素 ^{3}H、^{35}S、^{32}P 等,但其缺点是半衰期短且会造成污染。另一类是非放射性探针,如荧光素、酶类(辣根过氧化酶 HRP 和碱性磷酸酶 ALP)、地高辛、生物素等,因其性能稳定、成本低、操作简单而被广泛应用。探针的标记法有切口移位法(常用来标记 DNA)、引物延伸法(标记纯度不太高的 DNA)、末端标记法(标记合成的寡核苷酸探针)、体外转录法(制备 RNA 探针)。

2. 主要程序

ISH 的主要程序包括:杂交前处理;预杂交;探针和靶细胞的变性、杂交;杂交后漂洗和杂交体检测。

操作中注意事项如下：①对于 DNA-RNA 的杂交和 RNA-RNA 的杂交，需防止 RNase 的污染，且 cDNA 探针在杂交时必须变性解链，即将探针置于 100 ℃加热 5 分钟，冰浴骤冷，变性后立即进行杂交反应；②杂交温度应低于杂交体的解链温度 25 ℃左右；③实验要设置组织对照、探针对照、杂交反应体系对照。

3. 荧光原位杂交

荧光原位杂交（fluorescence in situ hybridization，FISH）是应用荧光染料标记探针 DNA，变性成单链后与靶序列杂交，在荧光显微镜下观察分析的技术。用于 FISH 的标本可以为间期细胞、分化或未分化细胞，也可以是冷冻或石蜡切片等，探针为直接标记，特异性好，操作简便，方法敏感，能迅速得到结果。目前已有大量商品化的荧光标记探针，FISH 应用越来越广泛。

（三）应用

第一，细胞特异性 mRNA 转录的定位，可用于基因图谱、基因表达和基因组进化的研究。

第二，感染组织中病毒 DNA 和 RNA 的检测和定位。

第三，癌基因、抑癌基因及各种功能基因在转录水平的表达及其变化。

第四，基因在染色体上的定位。

第五，检测染色体的变化。

第六，分裂间期细胞遗传学的研究。

三、实时荧光定量 PCR

（一）原理

聚合酶链反应（polymerase chain reaction，PCR）是 20 世纪 80 年代中期发展起来的体外核酸扩增技术。实时荧光定量 PCR（real-time quantitative PCR）技术是在 PCR 技术基础上进一步发展而来的，它是指在 PCR 反应体系中加入荧光基团，利用荧光信号的变化实时检测 PCR 扩增体系中每一个循环扩增产物的变化，通过

Ct值和标准曲线的分析对起始模板进行定量分析(图7-3)。

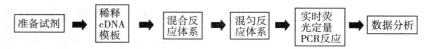

图7-3 实时荧光定量PCR实验流程

一般而言,荧光扩增曲线可以分成3个阶段:荧光背景信号阶段、荧光信号指数扩增阶段和平台期。在荧光背景信号阶段,扩增的荧光信号被荧光背景信号所掩盖,无法判断产物量的变化;在平台期,扩增产物已不再呈指数级增加,PCR终产物量与起始模板量之间没有线性关系,无法计算起始模板拷贝数。因此,只有在荧光信号指数扩增阶段,PCR产物量的对数值与起始模板量之间存在线性关系,故选择在这个阶段进行定量分析。为了定量方便,在实时荧光定量PCR技术中引入了几个重要的概念:扩增曲线、荧光阈值和Ct值。

扩增曲线是在PCR过程中,以横坐标表示扩增循环数,纵坐标表示荧光强度的曲线。每经过一个循环进行一次荧光信号的收集。

荧光阈值(threshold)是在荧光扩增曲线上人为设定的一个值,它可以设定在荧光信号指数扩增阶段任意位置上,但一般荧光阈值的缺省设置是PCR反应前3～15个循环荧光信号标准偏差的10倍,即阈值=基线信号的标准偏差×10。

Ct值:C代表Cycle,t代表threshold,是指荧光信号(扩增产物)到达设定阈值时所经历的循环次数。Ct值与模板DNA的起始拷贝数的对数存在线性关系,起始拷贝数越多,达到荧光阈值的Ct值越小(图7-4)。

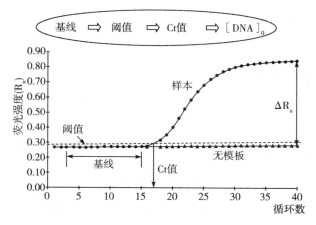

图7-4 荧光定量PCR图例([DNA]$_0$表示起始浓度)

（二）定量检测方法

实时荧光定量 PCR 是在扩增产物聚集过程中的"实时"检测，根据扩增曲线指数扩增期的产物量推算初始模板的拷贝数，其检测包括探针类和染料类两种，两者各有优缺点。

1. 探针类——实时荧光定量 PCR-Taqman 法

PCR 扩增时在加入引物的同时加入一个特异性的荧光探针，该探针可与模板特异性结合，通过其与靶序列特异杂交来指示扩增产物的增加。Taqman 探针是一寡核苷酸，5′端标记有荧光报告基团（reporter，R），如 FAM、VIC 等，3′端标记有荧光淬灭基团（quencher，Q），如 TAMRA 等。该技术特异性高，可对模板进行准确定量，并可进行多重基因定量。

2. 染料类——SYBR Green Ⅰ法

SYBR Green Ⅰ是一种只与双链 DNA 小沟结合的荧光染料，当它与 DNA 双链结合时，发出荧光。当变性导致 DNA 双链分开时，荧光信号急剧减弱。在延伸末期，所有 DNA 均是双链，结合状态的 SYBR Green Ⅰ含量达最大，所以在延伸期结束时，荧光信号的强度就代表了 DNA 双链分子的数量。SYBR Green Ⅰ法可应用于起始模板浓度的定量、熔解曲线的分析和基因型分析。该技术的优点是成本低，通用性好，适合初步筛查；缺点是只能检测单一模板，不能做多重检测，无模板特异性，非特异性扩增和引物二聚体也产生荧光，易引起假阳性，灵敏度低，适合 5 000 拷贝以上的基因定量（表 7 - 1）。

表 7 - 1　实时荧光定量 PCR 反应体系配制

名称	作用
$10 \times$ buffer：Tri-Hcl、$(HN_4)_2SO_4$、K^+、Mg^{2+} 等	缓冲液，提供反应环境
引物 mix	PCR 反应的出发点
探针 mix	发出信号，指示扩增
Taq 酶（10 U/μL）	聚合酶 - 催化合成反应
UNG 酶（1 U/μL）	防污染

名称	作用
dNTPs 20mM	PCR 反应合成原料
H$_2$O	使反应体系达到所需体积
总计	体积偏小,实验结果不稳定;体积偏大,浪费原料

(三)应用

此方法主要应用于:核酸的定量,如 RNA、DNA 的定量;核酸的定性分析,如 SNP 分析、基因型分析、RNA 变异分析、熔解曲线分析等。

1. 特定病原的检测

对传染性疾病进行定量定性分析,对病原微生物或病毒含量的检测等,与传统的检测方法相比具有灵敏度高、取样少、快速简便等优点。

2. 基因分型 SNP 检测

检测单核苷酸多态性对于研究个体对不同疾病的易感性或者个体对特定药物的不同反应有着重要的意义。

3. 基因表达差异分析

比较经过不同处理样本之间特定基因的表达差异(如药物处理、物理处理、化学处理等),特定基因在不同时相的表达差异及 cDNA 芯片或差显结果的确证。

4. 肿瘤基因检测

癌基因的表达增加和突变,在许多肿瘤早期就可以出现。实时荧光定量 PCR 不但能有效地检测到基因的突变,而且可以准确检测癌基因的表达量。

四、Western Blot 免疫印迹

(一)原理

Western Blot 是将蛋白质转移到膜上,然后利用抗体检测的方法,采用聚丙烯酰胺凝胶电泳,被检测物是蛋白质,"探针"是抗体,"显色"用标记的二抗。然后经过 PAGE 分离的蛋白质样品,转移到固相载体(如硝酸纤维素薄膜)上,固相载体以

非共价键形式吸附蛋白质,且能保持电泳分离的多肽类型及其生物学活性不变。再以固相载体上的蛋白质或多肽作为抗原,与对应的抗体起免疫反应,再与酶或同位素标记的第二抗体起反应,经过底物显色或放射自显影以检测电泳分离的特异性目的基因表达的蛋白质成分。该技术也广泛应用于检测蛋白质水平的表达,既可以定性,又可以半定量,Western 是初步鉴定蛋白质最方便也是最通用的方法。

(二)方法及注意事项

Western Blot 是用抗体检测蛋白质的重要方法之一,其基本过程如图 7-5 所示。操作注意事项:①样品制备要足量,浓度合适,并尽量减少杂质干扰,制备好后立即低温保存。②电泳是为了将复杂的蛋白质样本中的各种蛋白质组分有效分开,做胶时防止漏胶、进气泡或花胶;加样量要一样且加样要快,以免样品扩散;电泳时先用低电压跑过浓缩胶,再换高电压跑分离胶,特别是对于高分子量的目的蛋白质更是如此。③转膜是将分离的蛋白通过电转膜方式从凝胶中转移到杂交膜上(PVDF 或 NC 膜),转膜之前要用预冷的 buffer 浸泡海绵、胶、膜 20 分钟;转膜时保证膜、滤纸和胶的大小完全一致,各层之间没有气泡存在,并在冰浴中进行;转膜结束后所有步骤要注意膜的保湿,避免膜干燥引起的高背景。④封闭时间一般为 30 分钟,过短会导致背景过深。⑤抗体孵育浓度过高会导致背景较深,过低会导致和抗原结合不充分,出现假阴性;同时注意洗涤时间的把握,一般短时间多次洗膜较长时间时少次洗膜更有效。⑥发光法检测的时候曝光时间要恰到好处,过短会导致曝光不彻底,影响条带亮度,过长会导致荧光信号衰弱,背景颜色加深。

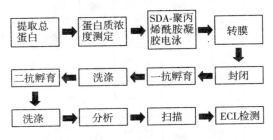

图 7-5 检测蛋白质表达实验流程

Western Blot 常见问题包括没有信号、高背景、非特异性条带和条带大小不对等,所以在实验过程中一定要注意每一个环节,除了参照说明书外还要根据实验目的不断摸索总结经验,保证实验数据的严谨和准确。

五、流式细胞术

(一)原理

流式细胞术(flow cytometry,FCM)是以流式细胞仪为检测手段的一项可快速、精准、客观的对单个细胞(或单个微粒)的理化特性进行多参数定量分析和分选的技术。FCM 的测量速度快,每秒钟可计测数万个细胞。

流式细胞仪是测量单个细胞(或单个微粒)被荧光标记后进行分析的仪器,可以对细胞或微粒的物理或化学特性,比如细胞大小,内部结构,DNA、RNA 蛋白质等快速测量并分类收集的技术,广泛应用于基础研究和临床实践的各个方面。

(二)流式细胞仪工作基本流程

流式细胞仪的结构分为 5 部分:①流动室及液流驱动系统;②激光光源及光束成形系统;③光学系统;④信号收集、转换与分析系统;⑤细胞分选系统。制备待测样本的细胞悬液,任何存在于悬液中的直径为 0.2 ~ 150 μm 的细胞或粒子都适用于流式分析。细胞排成单列形成细胞液柱,经过激光照射区产生前向散射光(FSC)和侧向散射光(SSC),分别反映了细胞大小和颗粒度。含有荧光的粒子就会表现出其荧光特性,散射光和荧光被光学检测系统收集并转换为电信号,并经计算机处理成相应的点图、直方图和假三维结构进行分析(图 7 - 6 至图 7 - 8)。

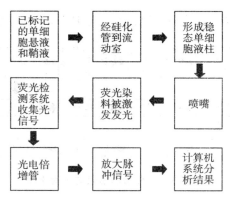

图 7 - 6　流式细胞仪工作流程图

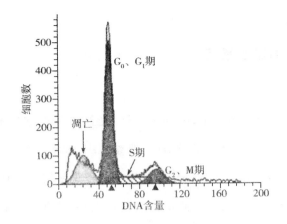

图 7 - 7　流式细胞仪测量细胞周期图

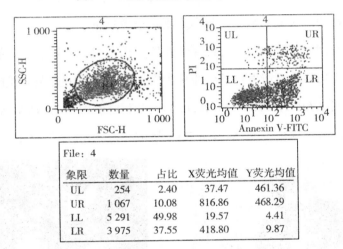

象限	数量	占比	X荧光均值	Y荧光均值
UL	254	2.40	37.47	461.36
UR	1 067	10.08	816.86	468.29
LL	5 291	49.98	19.57	4.41
LR	3 975	37.55	418.80	9.87

File：4

图 7 - 8　流式细胞仪检测细胞凋亡示意图

Annexin V：膜联蛋白 - V。FITC：异硫氰酸荧光素。PI：碘化丙啶。FSC：是前向

角散射，一般代表细胞的体积，值越大代表细胞越大。SSC：是侧向角散射，一般

代表细胞的颗粒度，值越大代表细胞的颗粒度越大。

(三)应用

FCM 在医学基础研究、临床研究、生物学研究、环境研究、制药工业、食品工业

等领域都有广泛应用，其检测范围有细胞膜的流动性、膜电位和通透性，细胞内离

子浓度(H^+、Na^+、K^+、Ca^{2+})和细胞周期，细胞表面蛋白质分析，细胞功能（凋亡、

抗药性），基因表达，细胞分选，细胞克隆等。

六、荧光显微镜观察技术

(一)原理

荧光显微镜(fluorescence microscope)是荧光显微镜观察技术的基本装置,由光源、滤片系统和显微镜3部分组成,用于观察组织、细胞中有自发荧光、诱发荧光或经荧光染料染色或标记的组织结构。荧光显微镜观察技术是利用一定波长的光(一般为高压汞灯产生的波长短、能量高的紫外光)照射被检样品,激发样本中的荧光物质,使之产生各种不同颜色的可见荧光,经由物镜和目镜的成像和放大效果来检视和拍摄,通过荧光的分布与强弱来测定被检物质。

生物体内有些物质受激发光照后可直接发出荧光,称为自发荧光;自身不发光,在吸收荧光染料之后所发出的荧光称为次生荧光。常用荧光染料包括吖啶橙、荧光素、罗丹明、GFP、PI、PE、DAPI 等,如荧光染料吖啶橙可与 DNA 和 RNA 结合,使细胞核 DNA 呈黄绿色荧光,细胞质 RNA 呈橙红色荧光(图 7 – 9)。

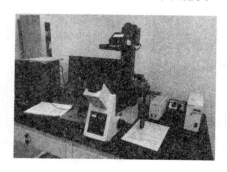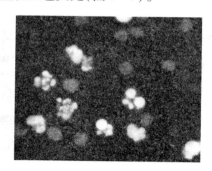

图 7 – 9　倒置荧光显微镜及镜下观察(AO/EB 双染观察细胞凋亡)

(二)操作方法及注意事项

第一,检查样品载体(载玻片、盖玻片和其他器皿)是否挂有液体、灰尘,厚度是否在物镜标定的工作距离范围内。切片样品不能太厚,约≤10 μm 为宜。

第二,因照明光源含有紫外线,在载物台前上方放一块棕色遮光板,以防紫外线损伤视网膜。

第三,电压不稳会降低高压汞灯的使用寿命,故光源电源应加配稳压器。

第四,为延长汞灯寿命,在开启后 15 分钟方可关闭。汞灯荧光电源一旦关闭,再次启动至少需等待 10 分钟,以使汞蒸气冷却复至原态,否则会影响灯的寿命。

第五,开启荧光灯源后 5～10 分钟激发光强度趋于稳定,装载样品进行观察。

第六,调焦和寻找物像。在此过程中,过度激发光照会造成样品荧光淬灭,最好先缩小荧光照明器的孔径光阑或加 ND 滤光片将激发光调节到适度强度。

第七,有规律地移动样品台,待确定镜像后,再调节到最佳荧光状态用于拍摄记录。

第八,镜像质量不佳时,处理方法如下:①排除成像光路中的遮光或限光器件,如 DIC 附件、ND 滤光片等;②重新调节荧光显微镜的收光器对焦和孔径光阑大小;③细心调节荧光显微镜物镜覆盖差校正环;④复查荧光激发或发射组件是否与所标记的荧光色素对应。

第九,在不影响分辨率的前提下,于照相取景框和 CCD 靶面范围之外,尽量回缩荧光光路视场光阑和物镜(100 倍)的数值孔径光阑调节环,以避免杂散光的影响,提高景深,并可减小激发面积防止附加样品淬灭。

第十,暂时不观察时,应阻断激发光路。

第十一,油镜观察时,须用"无荧光油",尤其是在紫外线激发时,因常规镜检用的香柏油带有青色荧光。

七、激光共聚焦扫描显微镜技术

(一)原理

激光共聚焦扫描显微镜(confocal laser scanning microscope,CLSM)是一种高光敏度和高分辨率的生物光学仪器,主要由激光光源、共聚焦成像扫描系统、电子光学系统和计算机图像分析系统 4 部分组成。CLSM 以激光作为激发光源并产生激光束,采用照明针孔与检测针孔共轭(物镜焦平面上的点同时聚焦于照明针孔和检测针孔)聚焦技术,对样本进行光学断层扫描,以获得高分辨率的图像。它具有普通光学显微镜无法比拟的高分辨率和深度识别力,CLSM 可对单标记或多标记的细胞及组织标本进行数据采集和定量分析,同时还可进行纵轴上的连续扫描形成三维图像,显示荧光在立体空间结构上的精确定位及较厚样本中的细节(图 7 – 10)。

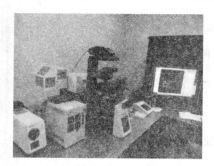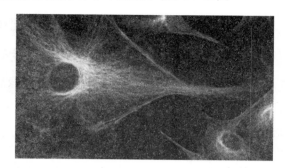

图 7 – 10　共聚焦显微镜及镜下观察

(二)主要功能应用

只要目的结构是用荧光探针标记的,都可用 CLSM 进行观察。

1. 形态学研究

对组织、细胞及亚细胞结构进行断层扫描时,该功能也被称为"细胞 CT"或"显微 CT",观察细胞或组织内部微细结构,如细胞内线粒体、内质网、高尔基体、微管、微丝、细胞桥、染色体等亚细胞结构的形态特征。

2. 三维立体空间结构重建

传统的显微镜只能形成二维图像,CLSM 通过对样本不同层面的实时扫描和图像叠加可形成三维立体图像,揭示亚细胞结构的空间定位及关系。

3. 分子生物学研究

CLSM 可以对贴壁的单个细胞或细胞群的胞内、胞外荧光做定位、定性、定量及实时分析,并对胞内成分,如线粒体、内质网、高尔基体、DNA、RNA、Ca^{2+}、Mg^{2+}、Na^+ 等的分布和含量等进行测定及动态观察,使细胞结构和功能方面的研究达到分子水平。

4. 细胞内酸碱度及细胞离子的定量测定

利用荧光探针,CLSM 可以测量单个细胞内 pH 和多种离子(Ca^{2+}、K^+、Na^+、

Mg^{2+}）在活细胞内的浓度及变化，从而提供更好的亚细胞结构中 Ca^{2+} 浓度动态变化的图像。

5. 肿瘤和抗癌药物筛选

普通光学显微镜及电子显微镜仅能对肿瘤相关抗原进行定性分析，而 CLSM 则可对单标记或者多标记细胞、组织标本及活细胞进行重复性极佳的荧光定量分析，从而对肿瘤细胞的抗原表达、细胞结构特征、抗肿瘤药物的作用及机制等方面定量化。另外，可在血液病学和医学免疫学中进行免疫细胞及免疫系统的研究；在大脑和神经科学中可进行神经轴突的内部结构研究，观察脑干组织中神经轴突的正常走向和神经轴突的三维结构；在眼科研究中可以观察晶状体、角膜、视网膜、虹膜和睫状体的结构和病理变化；在骨科研究领域中可进行骨细胞形态学研究，骨细胞特异性蛋白（骨钙素）及骨细胞之间的相互作用的研究。同时，用于 CLSM 的样本最好是培养的细胞样本，冰冻组织切片也可以，但石蜡组织切片不太适合。CLSM 主要使用直接或间接免疫荧光技术和荧光原位杂交技术，荧光标记的探针和抗体的质量会直接影响实验结果。

（三）荧光探针的选择

原则:尽量减少不同荧光物质间激发和发射光谱的重叠。常用荧光探针如下（表7-2）。

表7-2 常用荧光探针

标记	荧光素	核复染
单标	无特殊限制 异硫氰酸荧光素（FITC）、菁类染料（Cy2）最佳 与自发荧光冲突时，采用 Texas Red	碘化丙啶（PI）、4′,6-二脒基-2-苯基吲哚（DAPI）
双标	FITC、Cy2 与 Texas Red FITC、Cy2 与罗丹明 Rhodamine、Cy3（必须按顺序扫描）	DAPI（必须按顺序扫描）
三标	FITC、Cy2 与 Texas Red 与 Cy5.5 FITC、Cy2 与 Rhodamine、Cy3 与 Cy5.5（必须按顺序扫描）	—

第二节　电子显微镜技术

电子显微镜技术(electron microscope,简称电镜技术)是利用电子显微镜观察经特殊制备的样本微细结构与形态的技术,是病理学诊断和研究的基本技术之一。1932年德国物理学家 Knoll 和 Ruska 研制成功了世界上第一台透射电子显微镜,其由电子束和电子透镜组合成的电子光学系统可以将微小物体放大成像,极大地提高了分辨率。普通光学显微镜的分辨率极限是 0.2 μm,而目前最好的电镜的分辨率可达 0.14 nm,有效放大倍数为 100 万倍。电子显微镜分为两种基本类型:透射电子显微镜(transmission electron microscope,TEM)和扫描电子显微镜(scanning electron microscope,SEM)。其中,TEM 是最早、最广泛应用于生物医学领域的电镜,之后又相继诞生了扫描电镜、超高压电镜等。电子显微镜和光学显微镜的基本原理是相同的,不同的是光镜的照明源是可见光,而电镜是用电子束照明。电镜的透镜不是玻璃而是轴对称的电场或磁场,可利用电子显微镜可对样品内部结构及样品表面形貌进行超微结构的观察与研究。利用多种样品制备方法和高性能的电子显微镜,可以观察到细胞中各种细胞器的超微结构,如粗面和滑面内质网、线粒体、质体、高尔基体、中心体、溶酶体和细胞骨架系统等,并可进一步研究细胞结构与功能的关系,深入探索细胞通信与运输、分裂与分化、增殖与调控等生命活动的规律,并由此产生了超微病理学(ultrastructural pathology)。

一、电镜样本的制备

电镜样本的处理和超薄切片的制作技术比光镜制样更为精细和复杂,但基本过程是相似的,包括组织取材、固定、脱水、浸透、包埋、切片和染色等。以 TEM 样本制备为例,电镜样本制备的主要要求和特点如下。①组织新鲜,取材准确。取材针对性要强,对于代表区域进行小块多点取材。组织厚度为 1~2 mm,再修成

1 mm×1 mm×1 mm 的小块,每个样本至少应取 4～5 小块。取材动作迅速,尽量在组织离体 5 分钟内完成取材并进行预固定。取材时选择锋利切割器械,避免或尽量减少牵拉或挤压组织。为减少对组织细胞酶活性的破坏,最好在 4 ℃ 下操作,所用容器、器械及戊二醛固定液均需预冷。②双重组织固定。一般先用 2.5% 戊二醛固定(4 ℃),再用锇酸固定,固定液的 pH 应低于 7.5。③组织包埋常用环氧树脂。④组织定位。1 μm 厚的半薄切片经甲苯胺蓝或 HE 染色,光镜下观察进一步确定重点观测目标,再进行超薄切片。⑤超薄切片。用玻璃刀或钻石刀制超薄切片,切片厚度一般为 60～80 nm。⑥重金属盐染色,醋酸铀和枸橼酸铅染色。

二、常用动物组织和培养细胞的取材方法

(一)动物组织取材

动物组织取材方法如下。①浸入固定:将动物麻醉或急性处死,解剖所需器官,用锋利、洁净的解剖剪刀取下小块组织,放入预冷的 2.5% 戊二醛固定液中,或放入 1%～2% 多聚甲醛与 2.5% 戊二醛混合固定液内。待组织稍硬后,用锋利的双面刀片将组织切成 1 mm×1 mm×3 mm 长条,而后切成小于 1 mm 的 3 小块并放入固定液中,室温下固定 1～2 小时。所用固定液剂量至少是组织体积的 5 倍,甚至 10 倍。②灌注固定:灌注固定需经血液循环途径,使所需组织或器官得到良好固定。如获取动物肝脏组织时,先将动物麻醉,解剖后使心脏和肝脏暴露,将注射器针头插入左心室,注入漂洗液,同时将右心房剪开,通过体循环冲洗 30 秒,当肝脏从深棕黄色变成淡棕黄色时注入固定液,待组织适度变硬后,用剪刀取下一块组织,切成小块后放入预冷固定液。

(二)培养细胞取材方法

体外培养细胞的取材方法如下。①单层培养细胞的固定:需倒掉培养瓶中的培养液,加入 2% 戊二醛固定液后放在冰浴上 3～5 分钟。用橡皮刮从瓶壁上刮下细胞,收集在 3 ml 的锥形离心管内,在 2 000 r/min 条件下离心 15～20 分钟,使细

胞凝聚成团。弃上清液之后,沿管壁将 2% 戊二醛固定液缓慢加入细胞,固定液加入量按 1 份细胞、5 份固定液的比例。固定 15 ~ 30 分钟后,用吸管轻轻吸出固定液,磷酸盐缓冲液漂洗 1 ~ 2 次,然后用 1% 锇酸固定 15 ~ 30 分钟。②悬浮培养细胞:悬浮培养细胞的固定可采用离心法和琼脂预包埋法。离心法在培养液中加入等量的固定液,离心使细胞凝聚成团。若细胞离心后仍呈絮状,轻轻吸去上清液后,于沉淀物中加几滴溶化的 2% 琼脂或牛血清白蛋白,以促使细胞凝聚。琼脂预包埋法是将经固定液固定的细胞悬液离心弃上清液后,在 50 ℃ 水浴中将细胞团加热,用热的吸管吸 1 滴已加热溶化并冷却至 50 ℃ 的琼脂,滴入细胞团中,使细胞悬浮。为避免琼脂凝固,将细胞放在保温的离心管中,在 3 000 ~ 5 000 r/min 条件下离心 1 分钟。在离心管置于冰浴条件下,加 70% 乙醇,停留 1 小时。当细胞团被琼脂包埋后,取出并切成小块,用常规方法进行双重固定。

除常规 TEM 样本制备技术外,还有一些常用的特殊电镜样本制备技术,如冷冻蚀刻(freeze-etching)技术。冷冻蚀刻技术是从 20 世纪 50 年代开始发展起来的一种将断裂和复型相结合的电镜制样技术,亦称冷冻断裂(freeze fracture)或冷冻复型(freeze-replica)。它的优点在于:①样品通过冷冻,可使其微细结构接近于活体状态;②冷冻蚀刻的样品经铂、碳喷镀而制备的复型膜,具有很强的立体感且能耐受电子束轰击和长期保存。它的缺点是:冷冻也可造成样品的人为损伤,断裂面多产生在样品结构最脆弱的部位。

免疫电子显微镜技的发展,使抗原和抗体在超微结构水平上得到精细检测和定位。在免疫电子显微镜技术的生物样品制备中,为了使组织中抗原的活性及细胞超微结构均得到保存,可采取多方式,如采用低温包埋(low-temperature embedding)方法,使用不同包埋介质,利用紫外荧光灯照射,或在恒温箱适当温度下热聚合及合理选择化学固定剂等。

负染色技术通常用于细菌、病毒、大分子、亚细胞碎片、分离的细胞器及蛋白质晶体等样品的研究。在病毒学研究中,病毒分类、临床病毒学诊断等也可采用负染色技术。负染色技术操作简单、快速方便,可较好地保存样品结构,使被染样品反差适中、分辨率高。另外,样品和染液需用量少。负染色用于载网支持膜上的整体生物结构染色,负染色中被染样品通常为悬浮液。在被研究样品中,有一些可采取直接取样,将其滴到带支持膜载网上,染色后即可进行电镜观察。也有一些样品含杂质较多或样品本身结构无特征性,则应采取分离、提纯和浓缩的办法,以便得到所需要的悬浮样品。样品浓度、染液浓度、pH、染色时间和温度、支持膜性质、染色时机、样品观察时机等因素均会影响样品染色效果。

三、电镜技术的应用

电镜技术的应用领域很宽,在生命科学领域可用于胚胎及组织发生学方面的研究和观察;在临床上可用于多种疾病亚细胞结构病变的观察和诊断,特别是肾小球疾病及肌病的诊断,一些疑难肿瘤的组织来源和细胞属性判定,如一些去分化、低分化或多分化肿瘤的诊断和鉴别诊断。最早关于细胞凋亡的形态学描述也是源于电镜的观察。扫描电镜具有对样本进行三维形貌的细微显示和定量功能,随着电镜技术的不断发展及其与其他技术的综合使用,免疫电镜、电镜细胞化学技术、电镜图像分析技术及全息显微术等也陆续出现。电镜技术也有其局限性,如样本取材少,制备较复杂,观察范围特别有限,需要结合组织学观察结果综合分析。

第三节　基因测序技术与基因芯片

基因测序是一种新型基因检测技术,能够从血液或唾液中分析测定基因全序列,预测罹患多种疾病的可能性。基因测序技术能锁定个人病变基因,对提前预防和治疗疾病有重要意义。基因测序历经第一代直至目前的第三代测序技术,为人类疾病的探索做出了突出贡献。

一、第一代基因测序技术

第一代基因测序技术包括双脱氧链终止法与化学降解法两种。两者的具体原理与操作方法虽然不同，但优缺点极为相似，两者都具有快捷、简便和高准确性的特点，但因为其测序的通量较低，因此多用于鉴定小样本的遗传基因，面对数量庞大的大样本及无明确基因时则捉襟见肘。

（一）双脱氧链终止法

双脱氧链终止法的原理为 4 种单脱氧碱基存在条件下的复制或转录，在 4 管反应的系统之中按比例将 4 种双脱氧核苷酸引入，只要掺入链端，就会停止延长。每管反应中合成共同引物 5′端，以及双脱氧核苷酸 3′端的长度不等的核酸片段。反应终止之后，4 个泳道分别电泳。以分离长度不等的核酸片段，根据 3′端的双脱氧核苷酸，依次检查合成的核苷酸顺序。

首先对待测 DNA 或 RNA 模板进行分离，分别在 4 支试管内加模板、引物及 dNTP，再加入特定浓度的 ddNTP。与变形处理过的双链模板或单链模板结合后，于聚合酶作用之下从 5′至 3′延伸反应，当 ddNTP 引入时，因 3′无羟基，故不与下个 dNTP 结合，并使延伸中止。电泳分离 4 支试管的产物，因每个试管只加单独的 ddNTP，因此该试管内的 DNA 都终止于此碱基处，最后进行放射显影。

（二）化学降解法

放射性标记待测 DNA 片段的 5′磷酸基，对其分别使用不同化学手段进行裂解和修饰，由此可产生长度不等的被标记 5′磷酸基的 DNA 片段。然后进行电泳分离，通过放射自显影可确定末端碱基，从而得出该 DNA 的序列。

化学降解法与双脱氧链终止法相比误差较小，因其无须进行酶催化反应，尤其适用于 5′磷酸基含量较高的基因片段。

二、第二代基因测序技术

第一代基因测序技术的高准确性和长读取率使研究者完成了大量的人类基因

测序工作,但通量低与速度慢的特点使得基因测序技术难以完成大样本筛查。然而更高通量通过基因测序来定位人类基因突变、RNA 表达及甲基化等是当时的迫切需求,伴随分子生物学的快速发展,计算机、显微镜、表面化学、聚合酶工程等技术的不断推动,第二代基因测序技术也由此而生。

第二代基因测序技术的原理均是通过对单链 DNA 相互隔离,并进行 PCR 反应,以使后续信号放大,随后采用酶联化学发光反应对 DNA 多个拷贝进行大样本的平行测序。起先采用嗜热脂肪芽孢杆菌的聚合酶和单链结合带 DNA 磁珠并处理,然后放置于 PTP 板上,板上有较多小孔,每小孔能容纳唯一的磁珠,孔内含有 ATP 硫酸化酶、DNA 聚合酶、5′-磷酸硫酸腺苷和荧光素酶、底物荧光素酶等必需的反应底物,通过此方法固定各个磁珠位置用以监测测序反应。

所有这些新型测序仪都使用了一种新的测序策略——循环芯片测序法(cyclic-array sequencing),所谓循环芯片测序法,简言之就是对布满 DNA 样品的芯片重复进行基于 DNA 的聚合酶反应(模板变性、引物、退火、杂交及延伸)及荧光序列读取反应。2005 年,有两篇论文曾对这种方法做出过详细介绍。与传统测序法相比,循环芯片测序法具有操作更简易、费用更低廉的优势,于是很快就获得了广泛的应用。虽然这新一代测序仪及芯片的实际制作过程似乎都和传统的测序方法有很大的不同,而且各有特点,但实际上它们背后的原理和技术都是非常相似甚至是相通的。新一代测序法首先也是将基因组 DNA 随机切割成小片段 DNA 分子,然后在体外给这些小片段分子的末端连接上接头并制成文库,也可以使用配对标签制成跨步文库。随后可以通过原位 polony、微乳液 PCR 或桥式 PCR 等方法获得测序模板。

上述方法有一个共同点,那就是任何一个小片段 DNA 分子的 PCR 扩增产物都是在空间上聚集的。原位 polony 法和桥式 PCR 法中所有的产物都集中在平板的某处,在微乳液 PCR 法(emulsion PCR)中所有的产物都集中在微珠的表面。真正的测序反应本身和传统测序法一样,由重复的聚合酶促反应和最后的荧光读取分析反应组成。

三、第三代基因测序技术

虽然第二代测序技术提高了通量,降低了成本,但在制备测序文库时仍需要经过 PCR 扩增,而这一过程可能引入突变或改变样品中核酸分子的比例关系。此外,第二代测序的读长普遍偏短,进行数据拼接时会遇到麻烦。为了克服这些缺点,近年来又发展了以单分子测序和纳米孔测序为标志的第三代测序技术。

四、基因芯片技术

随着人类基因组(测序)计划(human genome project)的基因芯片逐步实施及分子生物学相关学科的迅猛发展,越来越多的动植物、微生物基因组序列得以测定,基因序列数据正在以前所未有的速度迅速增长。然而,怎样去研究如此众多基因在生命过程中所担负的功能就成了全世界生命科学工作者共同的课题。为此,建立新型杂交和测序方法以对大量的遗传信息进行高效、快速地检测和分析就显得格外重要。

基因芯片(又称 DNA 芯片、生物芯片)技术就是顺应这一科学发展要求的产物,它的出现为解决此类问题提供了光明的前景。基因芯片技术由于同时将大量探针固定于支持物上,所以可以一次性对样品大量序列进行检测和分析,从而解决了传统核酸印迹杂交(southern blotting 和 northern blotting 等)技术操作繁杂、自动化程度低、操作序列数量少、检测效率低等问题。而且,通过设计不同的探针阵列,使用特定的分析方法可使该技术具有多种不同的应用价值,如基因表达谱测定、实变检测、多态性分析、基因组文库作图及杂交测序等。

基因芯片技术可用于生命科学研究的各个领域,在基础研究方面有基因表达谱分析、基因分型、基因突变的检测、新基因的寻找、遗传作图、重测序等;在临床上可用于抗生素和抗肿瘤药物的筛选和疾病的诊断等方面。利用基因芯片技术,人们可以大规模、高通量地对成千上万个基因同时进行研究,从而解决了传统的核酸印迹杂交技术操作复杂、自动化程度低、操作序列数量少和检测效率低等问题。应用基因芯片技术要求实验材料是从新鲜组织或培养细胞中提取的 mRNA,对外周血或培养细胞样本的研究相对容易,对实体瘤的研究则受到一定限制。2000 年,Alizadeh 等对 42 例弥漫大 B 细胞淋巴瘤(DLBCL)进行了 cDNA 表达谱基因芯片检测,根据基因差异表达的不同,将 DLBCL 分为两个亚型,即生发中心 B 样 DLBCL(GCB-like DLBCL)和活化 B 样 DLBCL(activated B-like DLBCL),研究发现两者不仅在瘤细胞来源上,而且在临床表现、治疗的反应和预后上均不相同,这是基因芯片技术用于肿瘤基因分型的典型事例之一。

参考文献

[1]Watson J D, Crick F H. Genetical implications of the structure of deoxyribonucleic acid [J]. Nature, 1953, 171(4361): 964 –967.

[2]Whitfeld P R. A method for the determination of nucleotide sequence in polyribonucleotides [J]. Biochem J, 1954,58(3): 390 –396.

[3]Sanger F, Air G M, Barrell B G, et al. Nucleotide sequence of bacteriophage phi X174 DNA [J]. Nature, 1977,265(5596): 687 –695.

[4]Hutchison C A 3rd. DNA sequencing: bench to bedside and beyond [J]. Nucleic Acids Res, 2007, 35(18): 6227 –6237.

[5]Rothberg J M, Leamon J H. The development and impact of 454 sequencing [J]. Nat Biotechnol, 2008, 26(10): 1117 –1124.

[6]Jay Shendure,Hanlee Ji. Next – generation DNA sequencing[J]. Nature Biotechnology, 2008,26(10): 1135 –1145.

[7]解增言,林俊华,谭军,等. DNA 测序技术的发展历史与最新进展[J]. 生物技术通报,2010(8): 64 –70.

[8]Margulies M, Egholm M, Altman W E, et al. Genome sequencing in microfabricated high – density picolitre reactors [J]. Nature, 2005, 437(7057):376 –380.

[9]Harris T D, Buzby P R, Babcock H, et al. Single – molecule DNA sequencing of a viral genome [J]. Science, 2008, 320(5872): 106 –109.

[10] Cockroft S L, Chu J, Amorin M, et al. A single – molecule nanopore device detects DNA polymerase activity with single – nucleotide resolution [J]. J Am Chem Soc, 2008, 130(3): 818 – 820.

[11] Eid J, Fehr A, Gray J, et al. Real – time DNA sequencing from single polymerase molecules [J]. Science, 2009, 323(5910): 133 – 138.

[12] Shuangping L, Jian H, Yuezheng X, et al. Combined use of single molecule real – time DNA sequencing technology and culture – dependent methods to analyze the functional microorganisms in inoculated raw wheat Qu[J]. Food Research International, 2020, 132.

[13] Korbel J O, Urban A E, Affourtit J P, et al. Paired – end mapping reveals extensive structural variation in the human genome[J]. Science, 2007, 318(5849): 420 – 426.

[14] Pezeshkpoor B, Zimmer N, Marquardt N, et al. Deep intronic 'mutations' cause hemophilia A: application of next generation sequencing in patients without detectable mutation in F8 cDNA[J]. J Thromb Haemost, 2013, 11(9): 1679 – 1687.

[15] Potapova A, Albat C, Hasemeier B, et al. Systematic cross – validation of 454 sequencing and pyrosequencing for the exact quantification of DNA methylation patterns with single CpG resolution [J]. BMC Biotechnol, 2011, 11: 6.

[16] Feliubadaló L, Lopez – Doriga A, Castellsagué E, et al. Nextgeneration sequencing meets genetic diagnostics: development of a comprehensive workflow for the analysis of BRCA1 and BRCA2 genes [J]. Eur J Hum Genet, 2013, 21(8): 864 – 870.

[17] Ren X, Yang F, Hu Y, et al. Full genome of influenza A (H7N9) virus derived by direct sequencing without culture [J]. Emerg Infect Dis, 2013, 19(11): 1881 – 1884.

[18] Kahvejian A, Quackenbush J, Thompson J F. What would you do if you could sequence everything [J]. Nat Biotechnol, 2008, 26(10): 1125 – 1133.